医療秘書教育全国協議会　編

新 医療秘書実務シリーズ　2

改訂 病院の マネジメント

藤井昌弘・岸田敏彦・丹野清美　共著

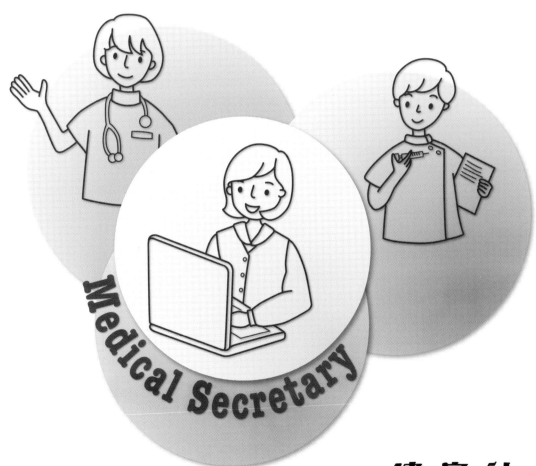

Medical Secretary

建帛社
KENPAKUSHA

新 医療秘書実務シリーズ刊行にあたって

　本シリーズは 1993 ～ 1994 年に初版を刊行し，2001 ～ 2003 年に改訂版を刊行した。その後の保健医療制度・行政を概観すると以下のようなトピックが挙げられる。

- 窓口負担 3 割引き上げ（03 年）
- 新医師臨床研修制度導入（04 年）
- 医療制度改革大綱（05 年）
- 診療報酬の大幅マイナス改定（06 年）
- 後期高齢者医療制度スタート（08 年）
- 医師事務作業補助者の配置（08 年）

　また，7：1 看護師体制による看護師不足，DPC（診断群分類）適用，医師の事務作業負担の軽減化を目途に 2008 年に導入された「医師事務作業補助者」制度をはじめ，高度先進医療技術の導入，高齢者医療への対応，患者へのサービス向上，医療事故対応，地域医療福祉連携など，現今の病院・医療施設の取り組むべき課題は増加の一途である。

　従来，医療事務といえば，単に窓口の処理業務程度にしか考えられない面があったが，近年は，病院 IT 化の進展に伴う電子カルテによるレセプト事務作業の近代化等により，医療秘書・医療事務職に求められる能力に期待が高まりつつある。病院によっては，「医師事務作業補助者」のグループをつくり病院経営に大きく貢献しているところもある。

　一部に「医療崩壊」が喧伝される状況のなか，医事担当者がもつ統計データ，諸制度・施設基準等に関する知識，病院運営と管理に関する経験とノウハウを活用することは，今や病院の経営戦略に必須である。

　医療秘書・医療事務職の体系的な教育に日本で最初に取り組んだ医療秘書教育全国協議会の会員校は現在 142 校，賛助会員は 41 企業・団体にのぼる。上記のような医療業界の変化に対応した新しい実践テキストの刊行が切に望まれていたところである。

　この度，医療秘書・医療事務職の業務と教育に深い理解をおもちの各専門分野の諸先生が，「新 医療秘書実務シリーズ」を編纂されたことは，まことに時宜を得たもので，医療秘書養成諸学校の教員各位ならびに学生にとってたいへん意義深いものであると考える。

　また，保険医療機関の現場で指導に当たる方々，現場での業務に日々携わっておられる実践家の皆様にもおおいに役立つテキストと信じている。

　執筆に当たられた諸先生方の労を多とし，併せて新シリーズ刊行にご尽力された協会事務局ならびに出版に携わられた建帛社に御礼申し上げるしだいである。

2012 年 1 月

医療秘書教育全国協議会検定試験委員長
学校法人 大阪滋慶学園　常務理事
橋 本 勝 信

改訂にあたって

　2019（令和元）年12月に中国の武漢市において新型コロナ感染症の発生が報告された。その後，感染は急激に全世界に拡がり，日本国内でも2020（令和2）年1月15日に確定診断がなされ1例目となった。その後，感染は拡大し，2021（令和3）年9月6日現在約158万人が感染し，約1万6千人の方が亡くなられている。

　筆者が勤務する病院でも昨年4月からコロナ外来（PCR検査）を開始し，同時に疑似症患者の入院を受入れ，今年1月からは陽性患者の受入れも行っている。

　画期的な治療薬がない現在では，ワクチン接種が対策の最優先と考えられ，2月中旬からは医療従事者を対象にした接種が始まり，4月からは高齢者を対象に優先接種が始まった。

　今回の新型コロナ禍で痛感されるのは，国民への医療サービス提供を支える体制，すなわち医療スタッフの社会的重要性である。物理的なベッドの数は増やせても，受入れ病床数は，医師・看護師ならびに医療の運営と経営を支える職員などの人的資源の確保なしには増やせない。

　とはいえ，ふだんの経常的な医療経営を考えれば，不測の緊急事態に備えていたずらにスタッフを増員するというわけにはいかない。新聞紙上などで「新型コロナ禍以前と以後では，社会のさまざまな局面で大きな変化が起こらざるをえない」という言説を目にするが，医療機関の運営職員には，これまで以上に合理的で質の高いマネジメント能力が求められることになるだろう。

　本書は「新医療秘書実務シリーズ」の一冊として2017年に初版が発行された。その後4年間の動向を踏まえてシリーズ全体が改訂されるのに併せ，本書も内容を見直して記述の一部をアップデートした。新型コロナ後の医療を支えるスタッフの一員となられるであろう学生諸子の学びの一助になれば幸いである。

2021年9月

執筆者を代表して　岸田敏彦

　本書は2022年（令和4年）4月1日現在の診療報酬改定についての厚生労働省告示・通知等により記述しています。

はじめに

2025 年にはいわゆる団塊世代の人びとがすべて 75 歳以上となり，医療・介護ニーズがますます増大する。それらのニーズに対応する体制の構築のためには，限られた医療資源に配慮しつつ，医療・介護の現場におけるサービス提供体制をより効果的・効率的なものに転換していくことが求められる。そして，明（2018）年は，診療報酬と介護報酬の同時改定が行われ，今後の医療・介護施策において大きな節目となる年度である。

病院組織は多くの職種で構成されているがゆえに部門間の協働がうまく行われない場合がある。今後の病院経営においては，事務職員にはマネジメントの能力，コーディネーターとしての役割が期待され，そのための能力開発の必要性はますます大きくなっていくものと考えられる。

本書の前身である『病院管理』を含む医療秘書教育全国協議会編「医療秘書実務シリーズ」は 1993 年に発刊され，2012 年には構成・内容・体裁を大幅に改めた「新 医療秘書実務シリーズ」へと刷新された。今回，同シリーズのさらなる改訂を企図するに当たり，書名を『病院のマネジメント』に改め，構成・内容・執筆陣を一新してまったくの新刊として刊行することとなった。

「管理」と「マネジメント」は同じように捉えられがちであるが，「管理」には "制限" "コントロール" というニュアンスが含まれるのに対し，「マネジメント」には，"資源・リソースを有効活用して成果を最大化する" という意味がある。厳しい経営環境のもと，近年は収支が赤字の病院が増えてきており，病院のマネジメント力が問われ，医療ならびに病院のマネジメントに精通した人材がますます必要とされる時代である。

本書は，病院とは何か（Chapter 1・2），各部門の役割と機能（Chapter 3 〜 7），病院管理の歴史と手法，病院会計（Chapter 8 〜 11），人間関係のマネジメント（Chapter12）という構成である。Chapter 1・2 ならびに 8 〜 11 は経験豊富な病院コンサルタントが，Chapter 3 〜 7 は病院に長年勤務した経験者が，Chapter12 は大学や専門学校での教育経験者が執筆している。

医療機関への就職をめざす学生を対象としたテキストではあるが，病院の成り立ちをはじめ，社会的機能，組織の構造や各部門職員の職能，多職種連携における役割などを体系的に理解できるよう記述しており，病院に就職して間もない事務職員の方や将来の病院幹部をめざしておられる副診療部門職員の方など，多くの方々にとって参考となる内容であると考えている。

医療とは何か，病院とは何か，医療サービスとは何か，病院マネジメントとは何かが，本書を通して理解していただければ幸いである。

2017 年 10 月

執筆者を代表して　岸 田 敏 彦

目　　　次

Chapter 6　　　　　　　　事 務 部 門　　　　　　81

Chapter 7　　　　施設管理・環境整備部門　　　117

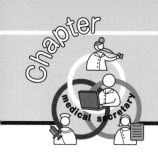

1 病院の沿革

医療の始まり 1

（1）原始的医療

　種としてのヒトの誕生と同時に「病気」も現れている。人間が生きている環境は，時代によってさまざまで，時代によって「病気」のあり様もまた異なる。

　人類は日々の暮らしの中から，経験を通じて知識を増やしていった。動植物の中には毒を持っているものもあり，食用になるかならないかの見極めも数多くの犠牲の上に成り立っている。ケガや食あたりなどもよくあったことであろう。そのようなときに，経験上，止血効果のある植物，痛み止めなどの効果がある植物なども，きっと知っていたに違いない。血を止めること，痛みを抑えるなどの単純な行為が，「医療」の始まりである。

（2）医療の神；「医神」，「医療神」

　世界の多くの民族は，「医」の先祖として「医神」を崇めた。中国では，「神農」と呼ばれる牛首人身の医神がいたとされており，神農は，百草を舐め，その植物の薬効を民に教えたとされている。メソポタミアでは，「エア」と呼ばれる治療神がいた。

　エジプトの医神は「イムホテップ」といい，実在した人物である（図1－1）。彼はファラオ（王）・ジェッセル（前2650年頃）に仕えた宰相で，最古のピラミッドといわれているサッカラー階段ピラミッドの設計者ともいわれており，聖職者であり医師であった。彼が葬られた墓の場所には後に寺院が建てられ，病気の回復を願う人たちの巡礼の場所にもなった。

　ギリシアでは，「アスクレピオス」が治療神として崇められていた。アスクレピオスは蛇が巻き付いた杖を必ず持っていたので，このデザインが現在においても医療のシンボルマークとなっている。蛇は脱皮して新しい体となることから，再生・復活・若返りなどを象徴し，守護・魔力・神秘を表現するもののひとつとされており，WHO（World Health Organization；世界保健機関）のマークに採用されているは有名である（図1－2）。

　アスクレピオスを祀った神殿はギリシア全土に広がり，その神殿に病人が集まるようになった。この神殿が「病院」の始まりであり，そして神殿に仕えていた神官が「医師」の始まりであった。

　また，同じギリシアでは，現代医学の源流ともいえるヒポクラテス（前460～前377年）が誕生している。エーゲ海のコス島で生まれた彼は，医師である父から医術を学び，小

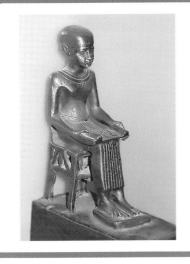 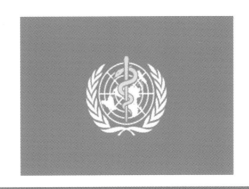

図1-1　イムホテップ　　　　　図1-2　WHO の旗

アジア，地中海沿岸を巡歴して各地の医療技術を学んだ。ヒポクラテスは，病人を詳しく観察し，環境，体質などと一緒に症状と経過を正確に記録しておくことを初めて行った。

西洋における病院の歴史 2

（1）古代〜17世紀

　　古代ギリシアの神殿が病院の始まりであるということは，前述のとおりである。その後，紀元300〜400年頃になるとイエス・キリストが苦しむ人びとを癒す神（医師）となり，修道院が病人に治療をほどこす病院になった。修道院では当初，看護や介護が中心であったが，しだいに修道院の中に独自に造られた薬草園で生産された医薬品を使用したり，手術のような治療も試みられるようになった。そして，医学教育の場に発展していく。1145年にフランスのモンペリエに創設された聖霊病院がその最初といわれている。

　　1347年に地中海沿岸に発生したペストはヨーロッパ中で大流行し，人口の1/4（約2,500万人）以上が死亡した。伝染病の大流行を防ぐために水道が普及し，食品の衛生管理が進められ，イタリアでは伝染病患者は隔離されるなど，公衆衛生の考えの源にもなった。

（2）18世紀以降；医学の確立

　18世紀に入ると，生物科学としての医学が順次確立され，近代医学の基礎がつくられていく。

　モルガーニ（Morgagni, G.）は多数の剖検所見（ぼうけん）と生前の臨床症状を照合し，1761年に『解剖所見による病気の所在と原因について』を著し，病気は血管内を流れているのではなく，臓器に宿ると発表した。病気を病理解剖学的にとらえようとしたこの方法論は，病気の科学的解明の一手段として，その後急速に発展する。

　19世紀に入ると，フランスではフランス革命後にアカデミックな教育が否定され，疾患別に病院が分けられた。そしてその病院で実際の患者を前にした医学教育が行われるようになった。

■病院の語源■

　病院は，英語で「Hospital」である。Hospitalという言葉は，ラテン語のHospesという言葉から派生したといわれており，「客」，「もてなす」などの意味である。同じくHospesを語源に持つ言葉には，「Hotel（ホテル）」があり，もともとは収容される側のことを意味する言葉だったが，いつしか収容する建物を表す言葉へと変化していった。

日本における病院の歴史と変遷 3

（1）明治維新まで

　病人を収容する病院の日本での起源は，奈良時代に「施薬院（せやくいん）」と「悲田院（ひでんいん）」が貧窮者や病人を収容して養ったとの記録がある。その後，江戸時代には徳川吉宗が建設した「小石川養生所」という無料の医療施設ができた。享保の改革の下層民対策のひとつで，幕末まで貧民対策として機能していたが，江戸の町に，まともな治療を受けることのできる施設は，小石川養生所以外はほとんど存在しなかった。

■ルイス・デ・アルメイダの病院■

　1557年には，ポルトガルの宣教師で医師でもあったルイス・デ・アルメイダ（Luís de Almeida，1525? ～ 1583）が私財を投じて，現在の大分市内に日本ではじめての洋式病院を建て，そこには医学校や育児院も併設され，「人間愛の精神」をもって多くの住民の診療にあたったと伝えられている。大分市には，このアルメイダを記念して，病院名の一部にしている病院が現在もある。

徳川幕府が公式に初めて西洋医学の教官として，オランダから招いたポンペ（Pompe, J. L. C. van M., 1829 ～ 1908）が，1861 年に長崎養生所を開設したのが，日本における洋式病院の始まりである。ポンペは，長崎医学所を開設し，臨床実習のために長崎養生所を附属させた。従来の同様の施設と大きく異なる点は，有料で診察を行っていた点である。この点からも，わが国の病院の原型がここにあるといってもよいであろう。

（2）明治維新以降；「病院」という概念の普及

西洋医学でいうところの「病院」という概念が日本で広まったのは，明治新政府が 1868 年に，医療として西洋医学を全面的に採用するとした「西洋医術許可の布告」を出して以降のことである。

前述したように長崎などの開港都市においては，オランダとの国交によって，医療とはどのようなものなのかが伝来していたこともあり，病院の原型となっている施設は存在していたが，今日的な意味での「病院」という概念は存在していなかった。明治維新を契機に，医療提供体制が全国的に西洋化され，「病院」という概念が入ってきたわけである。

（3）日本の病院の変遷

日本の病院・医療の変遷において，大きな変化が訪れたきっかけは第二次世界大戦であった。戦争は，医療はもちろんのこと，国民生活や経済に大きなダメージを与えた。戦前・戦中は軍関係病院が中心であったが，戦災によって多くの病院が破壊され，医療従事者も不足した。

1945 年に占領軍から旧日本軍の病院が返還され，国立病院，国立療養所として医療活動を再開したが，それでも医療機関が圧倒的に足りない状況だった。このような状況から，1948 年に公立病院（都道府県立や市町村立の病院）に国庫補助を行うことを可能にする「医療法」が制定され，病院という社会的なインフラの整備が進められた。1951 年には，国庫補助の適用対象が，日本赤十字社，厚生連（厚生農業協同組合連合会），恩賜財団済生会といった公的病院にも拡大された。さらに，民間病院に対しては，1959 年の医療法改正で，資金調達を容易にするために病院開設主体が非営利法人格を取得できるよう，医療法人制度が設けられた。その結果，都市部を中心に民間病院の開業が進んだ。さらに，1961 年に国民皆保険制度がスタートしたことによって，国民が医療サービスを受けやすくなった影響もあり，病院の開業は増え続けた。その後は，少子高齢化，国民医療費の高騰などにより，病院や病床を規制する方向になり，現在に至っている（図 1 − 3）。

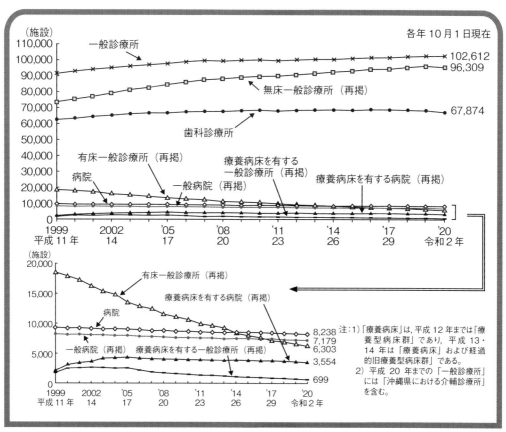

図1−3　医療施設数の年次推移

出典）厚生労働省：令和2（2020）年医療施設（動態）調査・病院報告の概況。

日本の病院の種類 **4**

　医療法では，医業を行う場所を「病院」と「診療所」とに限定している。病院と診療所との区分については，病院は，「20床以上の病床を有するもの」とし，診療所は，「病床を有さないもの又は19床以下の病床を有するもの」としている（図1－4）。

　医療法においては，病院のうち一定の機能を有する病院（特定機能病院，地域医療支援病院）について，一般の病院とは異なるとしている。要件（人員配置基準，構造設備基準，管理者の責務等）を定め，その要件を満たした病院については，名称独占を認めている。また，対象とする患者（精神病患者，結核患者）の相違に着目して，一部の病床については，人員配置基準，構造設備基準の面で，取り扱いを別にしている（表2－1・2・3参照）。表1－1に開設者別の施設数を示した。

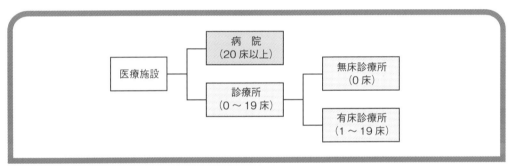

図1－4　病院と診療所

表1－1　開設者別にみた施設数　　　　　　　　　　　　各年10月1日現在

	施設数		対前年		構成割合（％）	
	令和2年 (2020)	令和元年 (2019)	増減数	増減率 (％)	令和2年 (2020)	令和元年 (2019)
病　　　院	8,238	8,300	△ 62	△ 0.8	100.0	100.0
国	321	322	△ 1	△ 0.3	3.9	3.9
公的医療機関	1,199	1,202	△ 3	△ 0.2	14.6	14.5
社会保険関係団体	49	51	△ 2	△ 3.9	0.6	0.6
医療法人	5,687	5,720	△ 33	△ 0.6	69.0	68.9
個　　人	156	174	△ 18	△ 10.3	1.9	2.1
その他	826	831	△ 5	△ 0.6	10.0	10.0
一般診療所	102,612	102,616	△ 4	0.0	100.0	100.0
国	537	537	0	0.0	0.5	0.5
公的医療機関	3,523	3,522	1	0.0	3.4	3.4
社会保険関係団体	443	450	△ 7	△ 1.6	0.4	0.4
医療法人	44,219	43,593	626	1.4	43.1	42.5
個　　人	40,310	41,073	△ 763	△ 1.9	39.3	40.0
その他	13,580	13,441	139	1.0	13.2	13.1

出典）厚生労働省：令和2（2020）年医療施設（動態）調査・病院報告の概況。

■地域医療連携推進法人■

　2017年4月に第六次医療法改正により「医療機関相互間の機能の分担及び業務の連携を推進し，地域医療構想を達成するための一つの選択肢として，地域医療連携推進法人の認定制度を創設する。これにより，競争よりも協調を進め，地域において質が高く効率的な医療提供体制を確保する」という趣旨のもと「地域医療連携推進法人」という新しい法人が創設された。そのポイントは以下の4点である。

ポイント1：法人格

・地域の医療機関等を開設する複数の医療法人その他の非営利法人の連携を目的とする一般社団法人について，都道府県知事が地域医療連携推進法人として認定する。

ポイント2：参加法人

・地域で医療機関を開設する複数の医療法人その他の非営利法人を参加法人とすることを必須とする。

・それに加え，地域医療連携推進法人の定款の定めるところにより，地域包括ケアの推進のために，介護事業その他地域包括ケアの推進に資する事業を行う非営利法人を参加法人とすることができる。

・営利法人を参加法人，社員とすることは認めない。

　グループのトップに立つ地域医療連携推進法人の法人格は地域の医療機関等を開設する複数の医療法人その他の非営利法人の連携を目的とする一般社団法人となる。一般社団法人となることで，理事長は都道府県知事の認可を要件とするが，医師である必要性はなくなる。

　非営利新型法人の定款の定めるところにより，地域包括ケア推進のために，事業地域範囲内で介護事業その他地域包括ケアの推進に資する事業のみを行う非営利法人についても参加法人とすることができる。しかし，営利法人は参加できず，株式会社は参加はできるが，制約がある。

ポイント3：業務内容

・統一的な連携推進方針（医療機能の分化の方針，各医療機関の連携の方針等）の決定。

・病床再編（病床数の融通），患者情報の一元化，キャリアパスの構築，医師・看護師等の共同研修，医療機器等の共同利用，病院開設，資金貸付等。

・関連事業を行う株式会社（医薬品の共同購入等）を保有できる。

　複数の病院を統括して一体的な経営を行うことで経営効率を上げ，地域医療・地域包括ケアの充実を推進し地域医療構想を達成するための選択肢となりうるもので，具体的には，購買力が高まることに伴い，価格交渉力が上がり物品購入にスケールメリットを発揮できる。人事の一元化を行って人員の適正配置ができる，グループとしての資金の有効活用と庶務業務の統一によるコスト削減などがあげられる。さらに，グループ病院間での相談や紹介，患者情報の一元的な把握と重複した検査の省略，医療機器等の共同利用，病床数を

融通させるなどの病床再編，人事の一元化による過疎地域への医師派遣，退院調整や訪問看護，訪問介護などの支援の充実などグループとしての特長を活かして地域医療や地域包括ケアの推進も可能となる。

ポイント４：ガバナンス（非営利性の確保等）

・社員の議決権は各一個とするが，不当に差別的な取扱いをしない等の条件を，定款で定めることができる。

・参加法人の事業計画等の重要事項について，意見を聴取し，指導または承認を行うことができる。

・理事長は，その業務の重要性に鑑み，都道府県知事の認可を要件とする。

・地域医療連携推進協議会の意見を尊重するとともに，地域関係者を理事に加えて，地域の意見を反映。

・営利法人役職員を役員・社員にしないこととするとともに，剰余金の配当も禁止して非営利性の確保を図る。

・外部監査等を実施して透明性を確保する。

・都道府県知事が，都道府県医療審議会の意見に沿って，認可・監督を行う。

　地域医療構想との整合性を図るとともに，医療における非営利性の確保の重要性から運用面において非営利性が適切に確保されることが強く求められている。

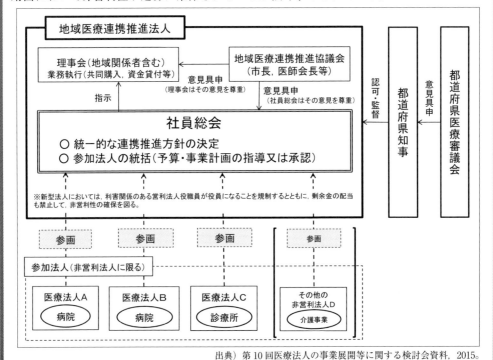

出典）第10回医療法人の事業展開等に関する検討会資料，2015。

日本の医療保障制度 5

1 概　　要

（1）社会保険方式

　　日本の医療保障制度は，社会保険方式を採用している。社会保険は，病気やケガ，失業などの経済的困窮に至る原因となる事故に対する備えをするものであり，国民が集まって保険集団を形成し，あらかじめ保険料を出し合っておき，万が一の病気や事故などにあった場合，必要な給付を可能にするシステムのことである。

　　保険料は各自のリスクなどには関係なく，収入などの拠出能力に応じた額となっている。社会保険の財源は，この保険料が中心であるが，被用者保険では被保険者（被用者）本人だけではなく，被保険者の職場の事業主も保険料の半額を負担することが原則となっている。

（2）公的医療保険の種類

　　公的医療保険は，職域を基盤とした各種被用者保険と居住地（市町村）を基盤とした国民健康保険，そして，75歳以上の高齢者等が加入する後期高齢者医療制度に区分されている。

　　被用者保険は，保険者別に大企業の労働者が加入する「組合管掌健康保険」と，中小企業の労働者が加入する「全国健康保険協会管掌健康保険（協会けんぽ）」，そして公務員が加入する「共済組合」に分けられる。

　　一方，国民健康保険は，年金生活者や自営業の人びと等が加入する医療保険で，運営主体は市町村である。世帯人数，世帯所得などによって保険料額が決められている。

　　後期高齢者医療制度は，2008年4月から実施された高齢者に対する制度で，現役世代と高齢者の費用負担ルール（給付費の約5割が公費，約4割が現役世代からの支援金，約1割が高齢者の保険料）を明確に規定している。保険料の徴収は市町村が実施するが，財政運営は広域連合が行うこととなっている（図1－5）。

（3）医療費の患者負担

　　医療費の患者負担割合は，原則として3割である。ただし，義務教育就学前の子どもは2割，70歳以上75歳未満の者は所得によって2割または3割負担，75歳以上の者は所得によって1割または3割負担となっている。

　　また，短期間で高額な医療費負担が想定される場合，過度な医療費自己負担にならな

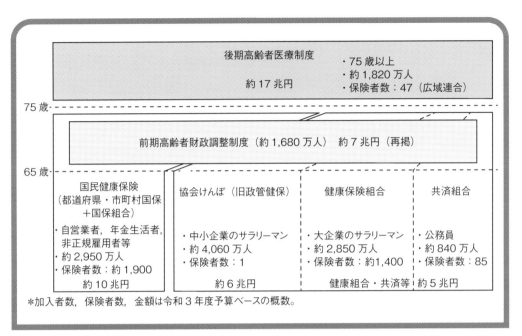

図1－5　医療保険制度の体系　　　出典）厚生労働省 HP「我が国の医療保険について」より。

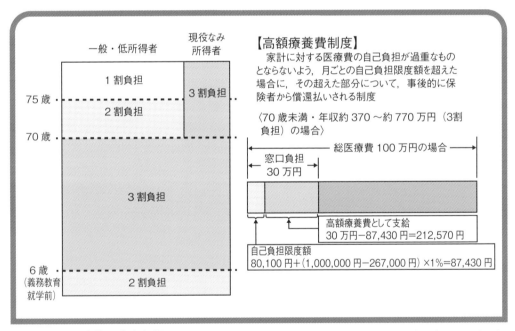

図1－6　医療費の患者負担　　　出典）厚生労働省 HP「我が国の医療保険について」より。

いように「高額療養費制度」という仕組みがある。これは，月単位で一定額を超えた場合，その超えた額を保険者が負担する制度で，患者負担額が上限額を超えた場合，その後その月は患者費用負担が「0」となる。負担の上限額には5段階あり，年齢や所得によって上限額が異なっている（図1－6）。

2 特　　色

日本の医療保険制度の特色として，一般的に以下の4点があげられている。

1）国民皆保険

日本は1961年に国民皆保険を達成しているが，この時代に国民皆保険を達成した国は日本以外になく，現在でも多くの医療保険未加入者を抱えている国が多いことを考えると，このことは誇っていいと思われる。

2）フリーアクセス

フリーアクセスとは，国民は，どの病院どの診療所であっても診療を受けることが自由であるということである。当たり前のことのように思われるが，諸外国の中には，受診先の医療機関を制約される制度もあり，しかもそのような制度は珍しくない。

3）開業の自由

開業の自由の「開業」とは医師の開業をさし，医師は全国どこでも病院や診療所を開業することが自由にできるということである（現在は，医療法に基づき，病床過剰地域では，病院の開設には制約がある）。

4）民間医療機関中心の医療提供体制

国立あるいは都道府県立，市町村立といった公的な病院は少なく，大部分は医療法人や個人の民間病院・診療所だということである。前述のように，戦後，それまで多かった軍関連病院が国立病院や国立療養所に姿を変えたが，病院そのものの数が圧倒的に足りなかった。そこで，都道府県立病院などの公的な病院も建てられたが，それでもまだ足りず，民間病院を建てやすいよう制度を緩やかにして，民間病院を開設しやすくした。その後，国民皆保険制度が始まり，国民の医療への需要に応えるために，民間病院がより多く開設されたわけである。日本の病院・診療所の約8割が民間病院である。

3 診療報酬制度

診療報酬とは，公的医療保険において，保険医療機関が患者に対して行った医療サービスに対して支払われる対価である。保険医療の範囲や内容などについて，個々の診療行為や薬の価格（薬価）などが価格表として点数（1点＝10円）で示されている。医療機関は，会計窓口で患者から3割を自己負担分として支払われ，残りの7割をレセプトとして請求する。診療報酬点数はおおむね2年に1回，中央社会保険医療協議会（中医協）で改定が行われる（図1-7）。

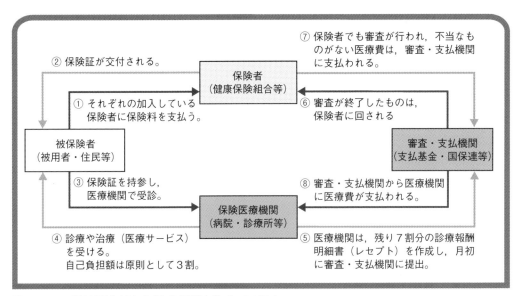

② 保険証が交付される。

⑦ 保険者でも審査が行われ，不当なものがない医療費は，審査・支払機関に支払われる。

保険者
（健康保険組合等）

① それぞれの加入している保険者に保険料を支払う。

⑥ 審査が終了したものは，保険者に回される

被保険者
（被用者・住民等）

審査・支払機関
（支払基金・国保連等）

③ 保険証を持参し，医療機関で受診。

⑧ 審査・支払機関から医療機関に医療費が支払われる。

保険医療機関
（病院・診療所等）

④ 診療や治療（医療サービス）を受ける。
自己負担額は原則として3割。

⑤ 医療機関は，残り7割分の診療報酬明細書（レセプト）を作成し，月初に審査・支払機関に提出。

図1-7　保険証交付から診療報酬支払までの流れ

諸外国の医療保険制度 6

　ドイツは日本と同様に社会保険制をとっているが，すべての住民を強制加入させず，一定所得以上の被用者，自営業者（農林業者や芸術家等を除く），公務員等については公的医療保険が強制適用されない。ただし，2007年に成立した「公的医療保険競争強化法」により，公的か民間かいずれかの医療保険に加入しなければならない。フランスも社会保険制をとるが，日本の国民健康保険のような地域保険はなく，職域ごとに多数の強制保険制度がある。英国やスウェーデンは租税を財源とした税方式を採用し，特に英国は必要なときにいつでも無料の医療を提供するという考え方で，国民保健サービス（NHS；National Health Service）の提供という形態をとっている。米国は民間医療保険を中心としているが，公的医療保険制度として高齢者・障害者にはメディケア，低所得者にはメディケイドという制度を適用している。

参 考 資 料

- 高橋政祺（2013）『病院管理学入門』医学書院
- 今中雄一（2010）『病院の教科書』医学書院
- 尾形裕也（2015）『看護管理者のための医療経営学』日本看護協会出版会

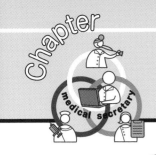

Chapter 2 病院の目的と機能

1 病院の目的と定義

1 目　　的

　「医療法」第1条の5は、「公衆又は特定多数人のため医業又は歯科医業を行う」ものが「病院」であるとしている。以前はその対象が「患者」だったが、現在では予防やときには介護にまで広がり、患者はもちろん、患者家族にまで対象の範囲は及んでいる。

2 医業を行う場所

　日本では、医業を行うための場所を「病院」と「診療所」とに限定している（図1－4参照）。病院については傷病者に対し、真に科学的かつ適正な診療を与えることができるものであることとし、構造設備等についても相当程度、充実したものであることを要求している。一方、診療所については、構造設備等に関し病院に比べて厳重な規制はしていない。
　病床については、5つに区分されており、それぞれの病床において、入院対象となる患者像が異なる（表2－1）。

表2－1　5つの病床区分

種　類	目　的
一般病床	・下記の4種類以外の目的で、具体的には急性期診療を行う病床 ・在院日数は14日程度
療養病床	・主として長期にわたって療養を必要とする患者を入院させる病床 ・医療保険対象と介護保険対象*の2種類がある
精神病床	・精神疾患の患者を入院させる病床
結核病床	・結核の患者を入院させる病床
感染症病床	・感染症法に規定する一類感染症、二類感染症、指定感染症および新感染症の患者を入院させるための病床

＊介護保険対象の療養病床は、2024年3月末日までに他機能への移管あるいは廃止予定となっている。

3 法的な定義

（1）人員基準と施設基準

　　適正な医療を実施するためには一定水準以上の人員を確保する必要があることから，医療法では，病院および療養病床を有する診療所において有するべき人員の「標準」が示されている。

　　病院，療養病床を有する診療所は，厚生労働省令で定める人数の医師，歯科医師，看護師等を有しなければならないとされており（医療法第21条），さらに，この規定に基づき，表2−2・3に示す医師，歯科医師，看護師等の人数等の標準ならびに施設基準が定められている（医療法施行規則第19条，第21条，第21条の2）。

（2）特定機能病院と地域医療支援病院の承認要件

1）特定機能病院

① 高度の医療を提供する能力を有すること：紹介率50％以上かつ逆紹介率40％以上を満たしている等。

② 高度の医療技術の開発・評価を行う能力を有すること。

③ 高度の医療に関する研修を行わせる能力を有すること。

④ 厚生労働省令で定める診療科名を有すること：医療法施行規則第6条の4第1項で定めるすべての診療科の標榜を基本とする。

⑤ 厚生労働省令で定める数以上の入院施設を有すること（400床以上）。

⑥ 医療法第21条・第22条の2に定める人員・施設を有すること：医師の半数以上が医療法施行規則第22条の2第3項で定める専門の医師であることなど。

■重症度，医療・看護必要度■

　2018年度診療報酬改定より，病院の機能分化を進める政策として患者の重症度と活動行為および患者に提供されるべき看護の必要量を測る指標である「重症度，医療・看護必要度」が導入された（2020年度，2022年度一部見直し）。

　「重症度，医療・看護必要度」では，「A項目：患者に行われている治療内容」，「B項目：患者の自立度や活動状況」，「C項目：急性期の密度の高い治療の有無」の3つの大項目からなる23の評価項目について，患者の重症度と看護の必要量が測定されている。

　また，「重症度，医療・看護必要度」は看護業務を可視化し，看護の質を保証するための「看護師の適正な配置」を図ることが目的であり，病棟管理においても活用されている。そして，入院基本料の基準に「重症度，医療・看護必要度」が指標となったことで，医療需要に対し適正な看護配置であるか，適正な入院料であるか，を示すものとなった。

表2-2　医療施設別，病床区分別の人員配置標準

	病床区分	職種							
		医師	歯科医師(歯科，矯正歯科,小児歯科,歯科口腔外科の入院患者を有する場合)	薬剤師	看護師および准看護師	看護補助者	栄養士	診療放射線技師，事務員その他従業員	理学療法士 作業療法士
一般病院	一般	16：1	16：1	70：1	3：1	—	病床数100以上の病院に1人	適当数	適当数
	療養	48：1	16：1	150：1	4：1（注1）	4：1（注1）			
	外来	40：1（注2）	病院の実状に応じて必要と認められる数	取扱処方せんの数75：1	30：1	—			
特定機能病院	入院（病床区分による区別はなし）	すべて（歯科，矯正歯科，小児歯科，歯科口腔外科を除く）の入院患者 8：1	歯科，矯正歯科，小児歯科，歯科口腔外科の入院患者 8：1	すべての入院患者 30：1	すべての入院患者 2：1	—	管理栄養士1人	適当数	—
	外来	20：1	病院の実状に応じて必要と認められる数	調剤数80：1（標準）	30：1				
療養病床を有する診療所		1人	—	—	4：1（注1）	4：1（注1）	—	適当数（事務員その他の従業者）	—

（注1）療養病床の再編成に伴い省令改正。平成30年3月31日までは，従来の標準である「6：1」が認められていた。
（注2）耳鼻咽喉科，眼科にかかわる一般病院の医師配置標準は，80：1である。

表2-3　一般病床と療養病床の主な施設基準

	一般病床	療養病床
必要施設	各科専用の診察室	
	手術室	
	処置室	
	X線装置	
		機能訓練室
		談話室
		食堂
		浴室
床面積	6.4m² / 患者1人	
廊下幅	片側居室の場合 1.8m	
	両側居室の場合 2.1m	両側居室の場合 2.7m

2）地域医療支援病院

① 紹介患者中心の医療を提供すること：
ⅰ）紹介率が80％以上。
ⅱ）紹介率が65％以上かつ逆紹介率が40％以上。
ⅲ）紹介率が50％以上かつ逆紹介率が70％以上。
※上記3つの条件のいずれか。
② 病院の建物や設備機器を他の医療機関に勤務する医師等の医療従事者の診療や研究，研修に利用させる体制があること。
③ 救急医療を提供する能力を有すること（原則として以下のいずれかを満たすこと）：
ⅰ）年間の救急搬送患者の受入数÷救急医療圏人口×1,000 ≧ 2。
ⅱ）年間の救急搬送患者の受入数 ≧ 1,000。
④ 地域の医療従事者のための研修を行わせる能力があること（年間12回以上の研修を主催）。
⑤ 厚生労働省令で定める数以上の入院施設を有すること（200床以上）。
⑥ 医療法第21条・第22条に定める施設を有すること。

病院の機能 ②

病院の機能は，規模や地域の医療環境などによって異なるが，大きく分けて入院機能と外来機能の2つがある。そして近年，高齢化が進むなかで重要性が増してきているのが，在宅機能である。また，健康診断や人間ドックなどの予防活動もあり，さらに，災害医療も重要な機能のひとつである。

1 入 院 機 能

外来において検査や治療が円滑に達成できないと判断された場合，入院によってそれらの治療等を行うこととなる。入院するかどうかの判断は医師によって行われる。病棟では，医師の指示に基づき，治療計画が作成され，多職種によるチーム医療が実践される。

2 外 来 機 能

外来の業務には，診療，退院支援，在宅療養支援のほか，健康診断や人間ドックなどの予防活動も含まれる。
また，患者の受診時間により，①診療時間内診療，②診療時間外，休日または深夜に

おける診療を受け付ける時間外診療がある。

　なお，他院から診療情報提供書（紹介状）を持参してくる患者を含めて，初めてその病院を受診する患者を「初診患者」，同じ疾患の治療で継続して受診している場合を「再診患者」と呼ぶ（初診料の算定基準とは異なる）。

（1） 外来診療の流れ

　一般的な外来診療の流れは，患者が病気を発症し，来院するところから始まる。患者は来院して，診察の申込み，受付を済ませ，診察を待つ。診察の申込み時に，現在の状況を書面の簡単な質問に答える「問診票」の記入を行う所もある。医師の診察時には，さらに詳しく問診を受け，触診や聴診器などで身体の状態を調べ，この時点で診断が確定する場合であれば，必要な処方・処置を行って診察終了となる。しかし，多くの場合，血液検査やレントゲン写真撮影を行うことが多く，検査の結果を待って再度診察を行って診断が確定し，処方や処置を行う。

　治療のサイクルは，病気についての仮説を立てて検査を実施し，治療計画（Plan）を立てる。その後，治療を実施（Do）し，再来院時に，病気の改善度合いを検査（Check）し，問題があれば新たな薬を処方する（Action）など必要な処置を行う。

　この，治療サイクルは，米国のデミング（Deming, W.E.）らが提唱した PDCA サイクルに非常によく似ている（図2-1）。

（2） 救 急 医 療

　救急外来の体制は，病院によってさまざまである。救急部門を所有し，救急部門専任者がいるような病院もあるし，各科医師が日替わりで救急診療に従事している病院もある（図2-2）。

　救急診療は，主に救急車の搬送によって来院してくる患者と，患者自身による来院に分かれ，症状がつらくても自力で来院する患者がいる一方で，タクシー代わりに救急車を利用する患者もいて，社会問題になっている。

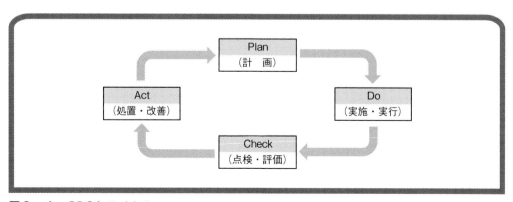

図2-1　PDCA サイクル

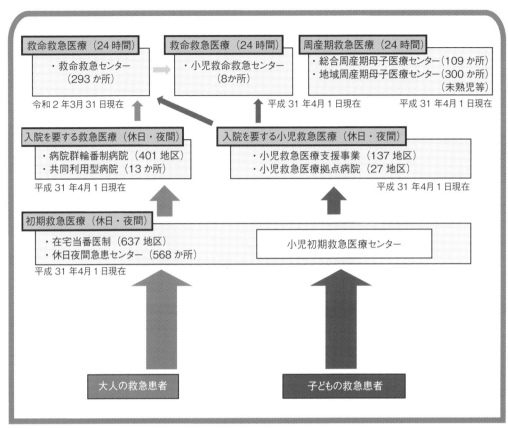

図2-2　救急医療体制

出典）令和2年版厚生労働白書，資料編，p.51。

　　患者が来院したら，トリアージ（患者の重症度を選別し，治療優先順位を判断）を行う。トリアージの結果，治療優先順位が高いと判断されれば，病院への到着順は関係なく緊急性の高い順に診療に入ることとなる（図2-3）。

　　救急医療は，患者の重症度によって3つに区分される。

1）一次救急（初期救急）

　　「入院の必要がなく外来で対処しうる帰宅可能な患者」が対象患者である。その対応機関を一次救急医療機関といい，その整備は市町村の責務とされている。主に内科，外科が診療科目として多いが，市町村によっては小児科もある。

2）二 次 救 急

　　「入院治療を必要とする患者」が対象患者である。その対応機関を二次救急医療機関といい，都道府県が定めた医療圏域（二次医療圏）ごとに整備されている。

3）三 次 救 急

　　二次救急医療では対応できない複数診療科にわたる特に高度な処置が必要，または重篤な患者が対象である。例えば，「ICU（集中治療室）で加療する必要がある患者」などの医療を指す。ドクターヘリが配備されている三次救急医療機関もある。

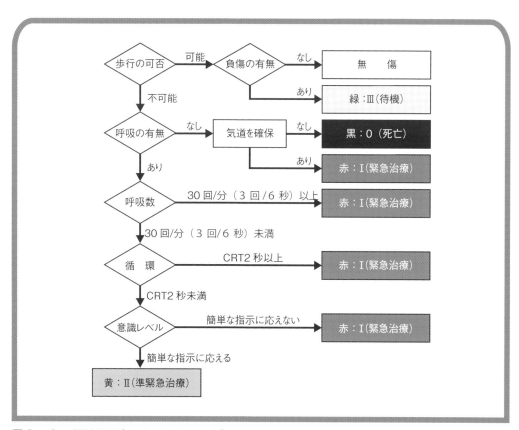

図2-3　START 法によるトリアージ

（3）オンライン診療

　　新型コロナウィルス感染症の影響もあり，オンライン診療も外来診療のひとつの在り方として注目されている。オンライン診療とは，「遠隔地にいる患者に対しテレビ電話などICT（Information and Communication Technology）を介して診察すること」である。医師が遠方からの音声や映像情報を頼りに患者や患者家族などとコミュニケーションをとり，問診や視診等を行い，ときに医療機器のデータなども考慮に入れ，医学的判断や指示を行うことで，中でも「診断」を対面診療以外のツールで行うことが現在のオンライン診療の中心となっている。

病院の倫理 ③

　病院という組織が，どのように医療活動をして，何をすべきなのかということが「病院の倫理」である。何かを行おうとする場合，その実行には成し遂げる能力が必要であり，その能力との結びつきで倫理は実践される。注意すべき点は，善意を持つだけで倫理的な行動が実践されるわけではないということである。

　倫理や道徳というのは，外部からの規制や指示で行われるものではなく，その倫理自体が生き方なのだといえる。病院の場合であれば，病院が何をしようとしているのか，何をしたいのかということ自体が倫理であるといえる。

1 倫理4原則

　医療倫理は，医療の中で倫理的問題の解決への指針となる原則である。①自律尊重原則は「自律的な患者の意思決定を尊重せよ」という原則，②無危害原則は「患者に危害を及ぼすのを避けよ」という原則，③善行原則とは「患者に利益をもたらせ」という原則，④正義原則とは「利益と負担を公平に配分せよ」という原則である。この4つの原則を「倫理4原則」という。

　原則とは，そもそも「他の多くの道徳的規準および判断の基礎となる根本的な行動基準」のことである。

1）自律尊重原則の積極的責務

　患者が治療上の決定を下すために必要な情報を開示し，自律的な決定を促進すること。この原則を支持する道徳規則には，①真実を語れ，②他人のプライバシーを尊重せよ，③秘守情報を保護せよ，④侵襲のための同意を得よ，⑤依頼を受けた場合は，他人が重要な決定を下す援助をせよ，といったものがある。

　医療者側と患者側では，一般的に，医療に関する知識量には大きな差がある。したがって，患者は正しい知識によって自己判断・自己決定していない可能性があり，患者が正しい知識によって正しい判断を下せるように必要な情報を提供することが重要となる。これが「インフォームドコンセント」にもつながることとなるわけである。

2）無危害原則

　「危害を引き起こすのを避けるという規範」あるいは，「害悪や危害を及ぼすべきではない」ことであると定義される。無危害の責務は，危害を加えない責務だけでなく，危害のリスクを負わせない責務も含む。無危害原則が支持する道徳規則は，①殺すな，②苦痛や苦悩を引き起こすな，③能力を奪うな，④不快を引き起こすな，⑤他人の人生から良いものを奪うな，といったものである。

3）善行原則

　「他人の利益のために行為をすべきである」という道徳的責務のこと。この原則を支持する道徳規則は，①他人の権利を保護・擁護せよ，②他人に危害が及ぶのを防げ，③他人に危害をもたらすと考えられる条件を取り除け，④障害者を援助せよ，⑤危機に瀕した人を援助せよ，といったものである。

　問題としては，何をもって「善行」なのかということがあり，事前に話し合い等を行って，具体的な良い行いを決めておくことが必要である。

4）正義原則

　「社会的な利益と負担は正義の要求（各人にその正当な持ち分を与えようとする不偏かつ不断の意思）と一致するように配分されなければならない」ということである。各人にその正当な持ち分を与えることは，根拠のない差別をなくすこと，および競合する要求の間に適正なバランスを確立することを含む。

2 基本倫理である「公共性」

　日本は，医療の普及と医療費負担の軽減を，国民皆保険制度の実施によって実現した。高額な医療費を伴う医療であれば，富める者とそうでない者の間で受けられる医療内容に格差が生じるが，国民皆保険制度の採用によって，貧富の格差という経済的な問題が，受けられる医療の格差につながらないようにしたわけである。

　個人の経済的な範囲を脱してくれば，医療の提供者である病院も公共性を持つこととなる。病院の開設者が公的であろうと私的であろうと，病院は非営利の機関であると国民からは見られている。

3 実践倫理である「医療の質の保証」

　医療サービスが，他のサービス業と異なる点に「結果の重要性」がある。他のサービス業で期待したほどの結果ではなかった場合，「同じものを買うのはやめよう」「二度と来ない」などの回避思考になるが，医療においては，「自分の考えていた結果にならなかった」ということは，すなわち「治らない」「治らなかった」ということであり，最悪の場合「死」ということにつながりかねない。医療においては「治る」という結果を，消費者である患者は，非常に重要視しているということである。

　「治す」場所である病院は，その規模の大小も設備も異なっているが，患者は一様に「治る」という結果を強く求めて来院する。医師や病院も決して完全ではないが，提供する医療の品質について保証しなければならない。

4 医療の質とは

　「医療の質」を提唱したのは，1980年に米国のアヴェディス・ドナベディアン（Donabedian, A.）が，①医療施設や設備，人員配置などの構造（ストラクチャー）と，②紹介率や在院日数などの医療提供サービスの提供手順の過程（プロセス），③その医療サービスを提供した成果（アウトカム），の3つに分けた「三分法」で，「質の高い医療とは，治療の全過程で期待しうる効果と予測しうる過失とのバランスの上でもたらされる患者の福祉を最大化する医療をいう」としたのが，最初であるといわれている。

　近年では，米国医師会（American Medical Association；AMA），米国医学研究所（Institute of Medicine；IOM）が提唱したものがあり，米国医師会は「質の高い医療とは，生活の質の改善および（または）生命の長さの管理に確実に貢献する医療である」としている。さらに米国医学研究所は「医療の質とは，個人および集団を対象とした医療により健康に望ましい結果を導く可能性を高める度合いであり，かつそれが最新の専門的知識と矛盾しない程度のもの」としている。

　医療の質は，その時代の医療水準に加え，その時代の社会や個人に大きく影響されるものであるが，「個人と集団に提供する医療が，現代の医学・医療の専門的な水準に達しているかどうか。そして，望ましい成果を得られる可能性を可能な限り高めていくシステムがあるかどうか」ということに要約される。

　しかし，その「医療の質」を保証し，評価することは，非常に困難である。その理由は，医療を提供する側と医療を受ける側に，医療に関する情報量と知識に圧倒的な差が存在するからで，このため多くの患者は，医療の質の高低の判断や病院を評価することができない。そこで，病院は，医療の質の可視化として，日本医療機能評価機構の病院機能評価による認定や，ISO9000シリーズによる認証，クリニカルインディケーターの取組み，公表などに積極的に取り組んでいる。

　　＊クリニカルインディケーター（**臨床指標**）：病院の機能や診療の状況などについて，さまざまな指標を用いて具体的な数値として示したもの。指標を分析し，改善を促すことにより，医療の質の向上を図るとともに，患者にとってわかりやすい医療情報を提供することを目的としている。

日本の病院の特徴 **4**

　病院には，医師や看護師をはじめとする多くの国家資格取得者や，運営・管理に当たる事務職員が働いており，医療は「労働集約型産業」としてよく論じられる。しかし，日本の病院・医療機関は，諸外国と比較すると，けっして医療に関する労働力が潤沢であるとはいえない。医師や看護師の定義や業務等は国によって異なるので，厳密な国際比較は困難だが，人口当たりの医師数と看護師数を比較すると，日本は医師の人数が少ないのがわかるであろう。また，日本は人口当たりの病床数は各国の2～5倍ほどあるため，病床当たりの人数は看護師も含め非常に少ない。一方，日本はCTやMRI（p.45参照）といった高額な医療機器の導入数は圧倒的に多い（図2-4）。

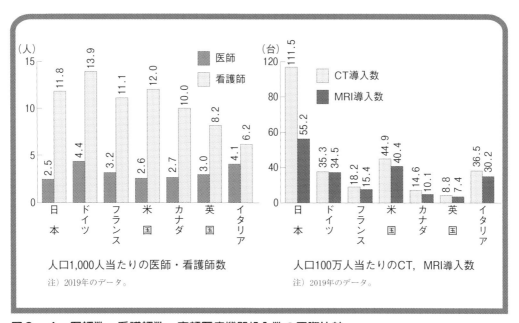

人口1,000人当たりの医師・看護師数
注）2019年のデータ。

人口100万人当たりのCT，MRI導入数
注）2019年のデータ。

図2-4　医師数，看護師数，高額医療機器投入数の国際比較
（出典：OECD　Health at a Glance 2021）

参 考 文 献

• 尾形裕也（2015）『看護管理者のための医療経営学』日本看護協会出版会

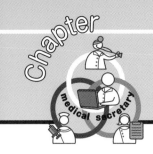

Chapter 3 **診療部門**

診療部門の役割と機能 1

病院では，さまざまな職種の職員が医療サービスを提供しているが，その中心となるのが医師の所属する診療部門である。

1 医療とは

「医療法」第1条の2によると，医療は次のように定義される。

「医療は，生命の尊厳と個人の尊厳の保持を旨とし，医師，歯科医師，薬剤師，看護師その他の医療の担い手と医療を受ける者との信頼関係に基づき，及び医療を受ける者の心身の状況に応じて行われるとともに，その内容は，単に治療のみならず，疾病の予防のための措置及びリハビリテーションを含む良質かつ適切なものでなければならない。

2　医療は，国民自らの健康の保持増進のための努力を基礎として，医療を受ける者の意向を十分に尊重し，病院，診療所，介護老人保健施設，介護医療院，調剤を実施する薬局その他の医療を提供する施設（以下「医療提供施設」という。），医療を受ける者の居宅等（居宅その他厚生労働省令で定める場所をいう。以下同じ。）において，医療提供施設の機能に応じ効率的に，かつ，福祉サービスその他の関連するサービスとの有機的な連携を図りつつ提供されなければならない。」

このように，医療は施設完結型から地域完結型へと体制が変化しつつあり，介護・福祉との連携も強く求められている。専門的な知識に加えて，人間関係，情報共有の仕方も重視される。

2 医療サービスという概念

医師法第1条によれば，「医師は，医療及び保健指導を掌ることによって公衆衛生の向上及び増進に寄与し，もって国民の健康な生活を確保するものとする」とある。井部[1]は，「医療がサービス業として公の報告書に登場したのは，平成7（1995）年版厚生白書（平成6年度厚生行政年次報告）である。この年の厚生白書は，初めて「医療」をメインテーマとしたことで注目された。平成6年は，わが国の近代医療制度の出発点といわれる「医制」が発布されて120年目に当たること，さらに平成7年は戦後50周年の

節目であり，今日の医療保障制度のほとんどが戦後の復興期にかたちづくられたと井出正一厚生大臣（当時）が述べている。さらに，「医療は，人が生まれるときから死ぬときまで，国民一人ひとりに密接に関連するサービス」とし，「重要なサービスである医療」と記述している」としている。

　医療サービスは医師単独で行うものではなく，看護師，薬剤師等のコメディカルスタッフ，事務職員が連携を図りつつ行われるものである。医療サービスの提供を行う場所は，医療法第1条の2より，病院，診療所，介護老人保健施設，介護医療院，調剤を実施する薬局その他の医療を提供する施設であるが，最近は，居宅で医療を受ける「在宅医療」も重要視されている。2012年度からスタートした「地域包括ケアシステムの構築」において，高齢者が住み慣れた地域で暮らし続けられるよう，在宅医療・介護連携，認知症施策，地域ケア会議の推進に加え，生活支援サービスの充実や介護予防の推進などの地域支援事業の見直しも求められている（図3−1）。

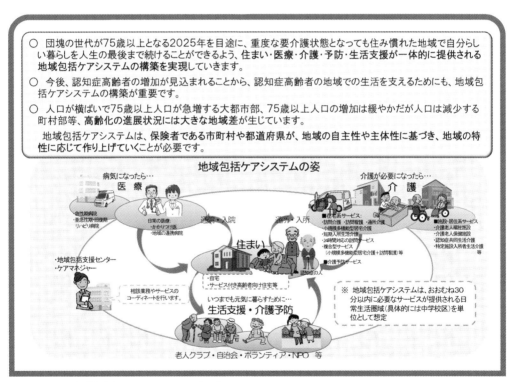

図3−1　地域包括ケアシステムの概念図　　　　　出典）平成25年3月　地域包括ケア研究報告書。

診療部門の分類と位置づけ ２

１ 分　　　類

　　病院や診療所が外部に広告できる診療科名は，以前は医療法により規制されていた。しかし，2008年4月1日より，患者が本人の症状に合った適切な医療機関を選択できるよう大幅な規制緩和が行われた。

　　具体的には，医療法施行令の一部を改正する政令（平成20年政令第36号）および医療法施行規則の一部を改正する省令（平成20年厚生労働省令第13号）で定める標榜診療科は，表3−1に示すとおりである。

２ 診療部門の位置づけ

　　病院は，組織的に医療を提供することによって患者を社会復帰させることを目的としており，医療は医師をはじめとする多くの職種の連携と協力によって行われる，労働集約型の業種である。

　　病院組織は設立主体や規模によって違いがあるが，図3−2に示すように，基本的には理事長を頂点に，病院長が管理者として診療部門，看護部門，副診療技術部門，事務部門を統括しており，それらをライン部門と呼んでいる。一方，院長直轄で各部門にとらわれない，経営戦略等を担う経営企画室などは，スタッフ部門と呼ばれている。

　　医療サービスの提供の中心となるのは診療部門であり，小規模な病院では「医局」と呼ばれている場合もある。診療部門は前述の標榜診療科ごとに組織構成単位となっている。

　　また最近では，組織の単位が，標榜診療科から臓器別，疾病別，年齢ごとの単位に分かれ，センター化された病院がみられるようになった。例えば，救急車で胸の痛みで搬送された患者が，救急外来で，循環器内科の医師が狭心症を疑い，血液検査・超音波検査を施行した結果，胸部大動脈破裂の疑いで，心臓血管外科医が造影CT検査を施行し，確定診断をされ手術に至る症例が多くある。図3−3に示すように，心臓センターにおいて内科医・外科医がチームとなり日頃から共同でカンファレンス等を行い，連携をとることにより医療の質の向上にもつながる。

　　従来のような各診療科が縦割りの組織であれば，内科から外科への紹介に要する時間がかかり，残念な結果になる場合もあったと思われる。電子カルテや検査・画像のデータが普及し，患者情報をより簡単に共有できるようになり，チーム医療は加速的に推進されるであろう。

表3-1　医療法施行令による標榜診療科

単独の診療科名として広告できるもの	左欄の診療科名と組み合わせることで診療科名とすることが可能な事項
●内　科 ●外　科 ●精神科 ●アレルギー科 ●リウマチ科 ●小児科 ●皮膚科 ●泌尿器科 ●産婦人科 　＊「産科」または 　　「婦人科」と 　　代替することが可能 ●眼　科 ●耳鼻いんこう科 ●リハビリテーション科 ●放射線科 　＊「放射線診断科」または 　　「放射線治療科」と 　　代替することが可能 ●病理診断科 ●臨床検査科 ●救急科	(1) 人体の部位，器官，臓器もしくは組織またはこれらの人体の器官，臓器もしくは組織の果たす機能の一部 　　　頭頸部，胸部，腹部，呼吸器，消化器，循環器，気管食道，肛門，血管，心臓血管，腎臓，脳神経，神経，血液，乳腺，内分泌，代謝，頭部，頸部，気管，気管支，肺，食道，胃腸，十二指腸，小腸，大腸，肝臓，胆のう，膵臓，心臓，脳，脂質代謝 (2) 患者の性別または年齢を示す名称 　　　男性，女性，小児，老人，周産期，新生児，児童，思春期，老年，高齢者 (3) 医学的処置 　　　整形，形成，美容，心療，薬物療法，透析，移植，光学医療，生殖医療，疼痛緩和，漢方，化学療法，人工透析，臓器移植，骨髄移植，内視鏡，不妊治療，緩和ケア，ペインクリニック (4) 疾病または病態 　　　感染症，腫瘍，糖尿病，アレルギー疾患，性感染症，がん
●歯　科	小児，矯正，口腔外科

認められない診療科名

診療科名	不合理な組合せとなる事項	例
内　科	整形または形成	整形内科
外　科	心療	心療外科
アレルギー科	アレルギー疾患	アレルギー疾患アレルギー科
小児科	小児，老人，老年または高齢者	老人小児科
皮膚科	脳，脳神経，気管食道，呼吸器　など	脳神経皮膚科
泌尿器科	頭部，胸部，腹部，消化器　など	腹部泌尿器科
産婦人科	男性，小児または児童	小児産婦人科
眼　科	食道，胃腸，心臓，乳腺　など	食道眼科
耳鼻いんこう科	肝臓，胆のう，内分泌　など	肝臓耳鼻いんこう科

＊「麻酔科」を標榜診療科として広告するときは，許可を受けた医師の氏名を合わせて広告しなければならない。

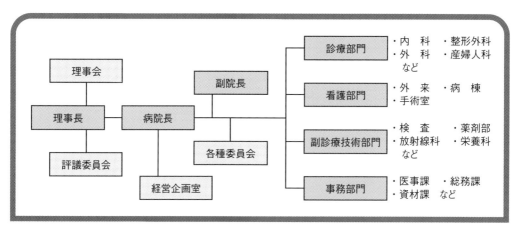

図3－2　病院組織図の例①：ライン部門とスタッフ部門による組織

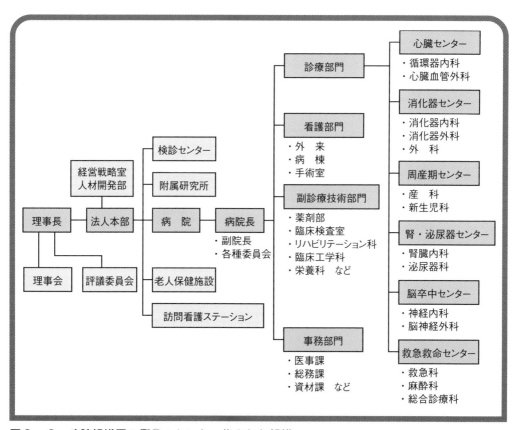

図3－3　病院組織図の例②：センター化された組織

チーム医療と診療プロセス 3

1 チーム医療とは

　2010年3月19日に厚生労働省より発表された「チーム医療の推進に関する検討会」の報告書によると，チーム医療とは，「医療に従事する多種多様な医療スタッフが，各々の高い専門性を前提に，目的と情報を共有し，業務を分担しつつも互いに連携・補完し合い，患者の状況に的確に対応した医療を提供すること」とされている。

　また今後，チーム医療を推進するためには，①各医療スタッフの専門性の向上，②各医療スタッフの役割の拡大，③医療スタッフ間の連携・補完の推進，といった方向を基本として，関係者がそれぞれの立場でさまざまな取組みを進め，これを全国に普及させていく必要がある。

　その結果として，①疾病の早期発見・回復促進・重症化予防などの医療・生活の質の向上，②医療の効率性の向上による医療従事者の負担の軽減，③医療の標準化・組織化を通じた医療安全の向上，等が期待されるとある。

2 診療プロセスのモデルと実際

（1）外来診療 （図3-4）

　外来患者受診は，大きく区別して「新患」と「再来」の2種類に分けられる。

　新患の場合，初診申込書等に氏名・住所・電話番号・主訴等を記入し健康保険証を添えて受付窓口に提出する。どの診療科を受診すればよいかわからない場合に備え，医療機関によっては「医療コンシェルジュ」と呼ばれるスタッフが対応したり，患者サポート体制充実加算の施設基準を取得している医療機関では，患者相談窓口を設置し，窓口に専任の看護師，MSW等を配置して，受診・受療に関する支援や入院中の心理的・社会的・経済的問題の相談に当っている。紹介状の持参確認もこのときに行われる。

> ＊MSW（medical social worker）：医療ソーシャルワーカー。保健医療機関において，社会福祉の立場から患者やその家族の抱える経済的・心理的・社会的問題の解決，調整を援助し，社会復帰の促進を図る業務を行う。

　受付窓口で診察券と受付票を受け取り，さらに，各診療科受付で問診票を受け取るが，問診票については，患者の記載内容を看護師が確認する。内容によっては看護師が再度患者に確認を取ったり，緊急性があれば，優先的に案内したり，場合によっては救急外来での診察処置になる場合もある。順番が来ると，看護師がマイクで診察室に案内し，

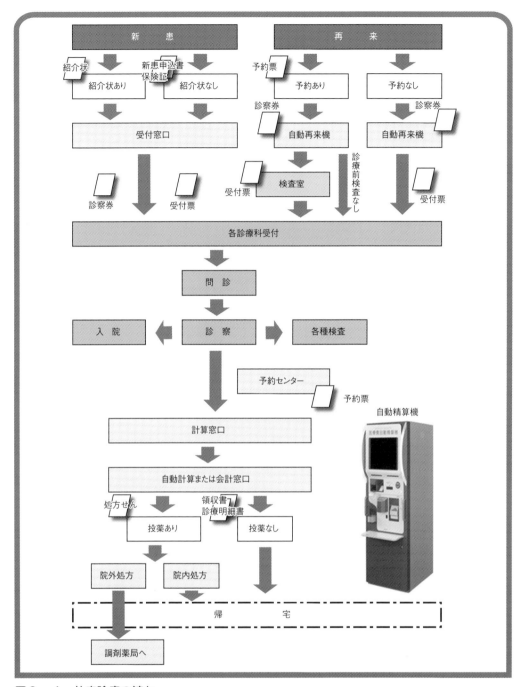

図3−4　外来診療の流れ

診察が始まる。

　診察室では医師が，問診票の内容を確認しながら診察を進め，必要であれば検査・処置の指示を出す。血液検査や超音波検査は臨床検査技師が，CT・MRI・一般撮影は診療放射線技師が担当する。

　医師は検査結果が出た時点で，再度患者を診察室に呼び込み，検査結果を説明し，必

要に応じて，看護師に注射・点滴の指示を行って，薬を処方する。薬については，国が医薬分業を推進しているため，処方せんを発行する。

医師は問診内容，指示した内容，検査結果，処方内容をカルテに記載する。電子カルテ採用の病院では，指示した内容が会計情報として伝わり，計算窓口では各種検査，処置の実施状況を確認し，請求書を発行する。

患者は会計窓口もしくは自動精算機で診療費の支払いをし，領収書と診療明細書を受け取る。2016年4月1日からは，400床未満の病院についても診療明細書の無償交付が義務化された。次回予約がある場合は，予約センターや受付窓口で予約票を受け取る。

他の医療機関から，病院連携室を通じて受診する場合，多くの病院で専用窓口を設置したり，予約診療を行っている。

再来の場合，再来受付機を導入している医療機関が多く，診察券を投入し，受診診療科や医師を自身で選択する方式が多い。予約診療の場合は，診察前に採血やCT検査などを行い，スムーズに診療ができるよう，さまざまな工夫を行っている。

（2）入院診療（図3-5）

入院診療は，大きく区別して「予約入院」と「緊急入院」の2種類に分けられる。

1）予約入院

予約入院の場合は，入院が決まった場合，患者は入院受付窓口や，病院によっては予約センターなどへ案内される。

入院受付窓口では，患者に入院時に必要な書類，例えば「入院誓約書」，各種「同意書」や「入院案内」を渡し，手術予定で自己負担額が高額になりそうな患者やその家族には，限度額申請の手続きの案内を行う。

患者は入院当日に入院受付窓口に赴き，前回渡された各種必要書類やサインした同意書を保険証と一緒に医事課職員に渡す。医事課入院係は書類の確認を行ったのち，担当病棟に連絡をし，病棟スタッフが迎えに来る。

病室に案内された患者は，看護師から病棟での療養生活や治療についての説明を受ける。主治医は，医師，看護師，その他必要に応じ関係職種が共同して策定した「入院診療計画書」を患者またはその家族に渡す。これは，文書により病名，症状，治療計画，検査内容および日程，手術内容および日程，推定される入院期間等について7日以内に説明をする義務があるからである。

主治医は診療計画に沿って毎日診察を行い（最近ではクリニカルパスを使用），看護師からの情報を確認しながら，治療を行う。

看護師は，入院中の患者の療養の世話と医師の診療補助を担う。毎日バイタルチェック（体温・血圧・脈拍・呼吸）を行い，動けない患者に対しては清拭・体位交換をし，配薬管理も行う。配薬に関しては病棟薬剤師が行っている病院も多くなっている。注射・点滴・高カロリー輸液も看護師の業務である。

入院中は看護師以外にも多くの職員が患者にかかわっている。病室の清掃のための清掃スタッフ，食事を配膳したり，シーツを交換する看護補助者，食事を調理する調理師，栄養指導をする管理栄養士，投薬の管理をする薬剤師，ベッドサイドで行うリハビリテーションを担当する理学療法士などが患者の早期退院に向けてサポートする。

　治療が進み，病状が軽快して主治医が退院の判断をし退院許可が出ると，退院の手続きを進める。医師は退院時指導を行い，処方薬があれば，薬剤師が服薬指導を行い，薬を渡す。

　医事課入院係は退院時までに診療費の計算を行い，請求書を発行する。患者は自己負担分を会計窓口で支払いを済ませ，領収書と「退院証明書」を受け取る。退院証明書は，患者が退院して3か月以内に，入院していた医療機関以外で入院する際に，入院先の医療機関に提示してもらう必要がある。

　患者が自宅へ帰らず，引き続き別の医療機関で療養が必要な場合や，リハビリテーションが必要な場合は，早期にMSWや地域連携相談室が窓口となり，家族の希望する近隣の医療機関などの担当者と交渉を行う。「診療情報提供書」を送付し，できる限り患者のニーズに沿った医療機関を探していく。

　最近では，地域連携クリティカルパスを活用し，診療に当たる複数の医療機関が役割分担を含め，あらかじめ診療内容を患者に提示・説明することにより，患者が急性期病院から回復期病院を経て早期に自宅に帰れるようになってきている。

　また回復期病院では，患者がどのような状態で転院してくるか，あらかじめ把握できるため，重複した検査を行わず，転送早々から効果的なリハビリテーションを開始でき，これにより，医療連携体制に基づく地域完結型医療の実現に近づくことかできる。

　予約入院で他の医療機関からの紹介入院の場合，患者自身が紹介状を持参して入院受付窓口に赴く。医事課職員が紹介先診療科に案内するが，紹介状のほかにも各種検査結果や画像診断結果を持参する場合もある。その後の流れは一般の予約入院と同じである。

2）緊急入院

　ここでは，緊急入院の場合で，特に救急外来からの入院について説明する。

　救急外来については，救急センター（救急科）で独立して救急専門医を配置している病院もある一方で，各診療科から担当制で救急対応をしている病院もある。

　患者は救急車で来院する場合と，自ら来院する場合があり，患者が来院すると，看護師または医師がトリアージ（重症，中等症，軽症，死亡）（図2-3参照）を行い，救急専門医もしくは担当診療科医が診察をする。救急車で搬送されてきた患者の基本情報は，救急隊員から入手し，事務手続きをする。患者に意識がなく，付き添いもいない場合には，医事課職員が救急隊員から情報を入手したり，患者の持ち物から身元確認をしたりすることもある。住所不定である場合には，行政に連絡を取り，診療費の未収が発生しないようにする。特に交通事故の場合には，患者は被害者であり，診療費は加害者が支払いするものと思い込んでいる場合があり，説明に時間を要する場合がある。

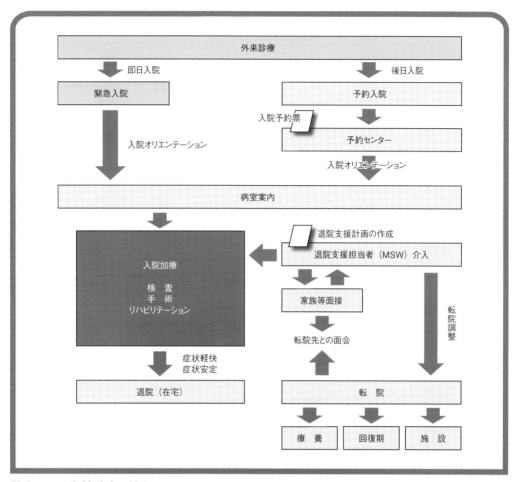

図3-5　入院診療の流れ

（3）診療プロセスの要としての医師

　　前述のように，診療プロセスでは，多職種が連携して診療に当たることにより医療の質が向上し，患者満足度を高めることに貢献する。しかし，チーム医療の中心はやはり医師である。

　　今後期待される医師とは，医師の仕事に意義・やりがいを持ち，生涯にわたり学習を続け，幅広い医療知識のみならず社会性を身につけ，医療経済学を理解し，無駄のない診療ができることではないだろうか。

引　用　文　献

1）井部 俊子（2007）KEIO SFC JOURNAL Vol.6 No.1，p.67

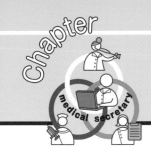

4 看 護 部 門

看護部門の役割と機能 1

　看護師は，「医療法」第1条の2において「医療の担い手」として記された専門職の
ひとつである。その役割は，「保健師助産師看護師法」第5条により「看護師とは，厚
生労働大臣の免許を受けて，傷病者若しくはじよく婦に対する療養上の世話又は診療の
補助を行うことを業とする者をいう」とされている。

　医療を取り巻く環境は，少子高齢化の進行，医療技術の進歩，国民の健康意識の変化
などにより大きく変わってきている。このような環境および意識や認識の変化に応じて，
看護職員には質の高い医療サービスの提供者として，今後ますます幅広い役割を担って
いくことが期待されることから，看護職員の資質の一層の向上が求められる。

　このような経緯から日本看護協会は「看護業務基準」（1995年制定）を見直し，2016
年改訂版を作成した。そのなかで「看護実践の内容・方法」を示した（表4－1・2）。

表4－1　「看護実践の内容」

1) 看護を必要とする人を，身体的，精神的，社会的，スピリチュアルな側面から支援する。
2) 看護を必要とする人の意思決定を支援する。
3) 看護を必要とする人が変化によりよく適応できるように支援する。
4) 主治の医師の指示のもとに医療行為を行い，反応を観察し，適切に対応する。
5) 緊急事態に対する効果的な対応を行う。

出典）公益社団法人日本看護協会：看護業務基準　2016年改訂版より。

表4－2　「看護実践の方法」

1) 看護実践の目的と方法について説明し，合意に基づいて実施する。
2) 看護実践に必要な判断を専門知識に基づいて行う。
3) 看護を必要とする人を継続的に観察し，状態を査定し，適切に対処する。
4) チーム医療において自らとメンバーの役割や能力を理解し，協働する。
5) 看護実践の一連の過程を記録する。

出典）公益社団法人日本看護協会：看護業務基準　2016年改訂版より。

チーム医療における看護部門の役割 ②

　看護師は，患者や家族にとって一番身近な存在であり，患者と医療チームをつなぐ重要なキーパーソンである。看護業務を通じて看護師が得る豊富な情報は治療にとって非常に重要である。これらを医師や薬剤師，理学療法士など他の専門職と共有することで，患者の早期回復やQOL（quality of life：生活の質）の向上へとつなげなければならない。

　看護師が深くかかわるチーム医療の例として，感染対策チームと褥瘡対策チームにおける役割と機能について記す。

1）感染対策チーム（ICT）

　ICTとは，「インフェクションコントロールチーム：infection control team」の略称で，院内で起こるさまざまな感染症から患者・家族，職員の安全を守るために活動を行う組織である。医師，看護師，薬剤師，臨床検査技師，診療放射線技師，臨床工学技士，栄養士，事務員などさまざまな職種が集まり，組織横断的に病院全体の感染対策活動に従事しており，人間関係を円滑に維持できる能力が必要である。月に1回の会議で，感染対策に関する報告や協議を行っている。これによる診療報酬を表4−3に示した。

表4−3　感染対策向上加算　　　　　　　　　　　　　　　（2022年度診療報酬改定）

感染対策向上加算1 710点（入院初日）	以下の構成員よりなる感染制御チームを設置 　ア　専任の常勤医師（感染症対策の経験が3年以上 　イ　専任の看護師（感染管理の経験5年以上かつ研修修了） 　ウ　専任の薬剤師（病院勤務経験3年以上） 　エ　専任の臨床検査技師（病院勤務経験3年以上） 　（アまたはイのうち，1名は専従であること） ＊指導強化加算30点：加算2，加算3，外来感染対策向上加算算定の医療機関に感染症対策の助言を行った場合
感染対策向上加算2 175点（入院初日）	以下の構成員よりなる感染制御チームを設置 　ア　専任の常勤医師（感染症対策の経験が3年以上 　イ　専任の看護師（感染管理の経験5年以上） 　ウ　専任の薬剤師（病院勤務経験3年以上または適切な研修修了） 　エ　専任の臨床検査技師（病院勤務経験3年以上または適切な研修修了） 　（感染対策向上加算1にかかる医療機関と連携していること） ＊サーベイランス強化加算5点：地域や全国のサーベイランスへの参加 ＊連携強化加算30点：加算1の医療機関への感染症発生状況等の報告
感染対策向上加算3 （入院初日＋入院期間90日超毎に1回）	以下の構成員よりなる感染制御チームを設置 　ア　専任の常勤医師（適切な研修の修了が望ましい） 　イ　専任の看護師（適切な研修の修了が望ましい） 　（感染対策向上加算1にかかる医療機関と連携していること） ＊サーベイランス強化加算5点：地域や全国のサーベイランスへの参加 ＊連携強化加算30点：加算1の医療機関への感染症発生状況等の報告
外来感染対策向上加算 6点 （外来患者1人/月1回）	院内感染管理者（医師，看護師，薬剤師その他の医療有資格者）を置く診療所 ＊サーベイランス強化加算1点：地域や全国のサーベイランスへの参加 ＊連携強化加算3点：加算1の医療機関への感染症発生状況等の報告

2）褥瘡対策チーム

　医師，看護師，栄養士，理学療法士などが連携し，褥瘡の予防・治療を行っている。多職種のスタッフが協力することで褥瘡対策を多方面からアプローチすることができ，より効率的な予防・治療を行うことにつながる。看護師の役割は，すべての患者が入院した時点で，褥瘡発生のリスクについて，栄養状態，骨突出など全身の評価を行う。そして，個々の患者に応じたマットレスの選択や除圧枕の使用，スキンケアなどの看護計画を立案し実施する。最近では，「皮膚・排泄ケア認定看護師」を専従で配置し，より質の高い褥瘡予防ケアを実施している病院も多い。

看護部門の組織 ③

1 組織と構成

　看護部門は管理者の院長のもとに，看護部長を最高責任者として各業務を補佐する副看護部長と，各部署に師長を責任者として配属される看護職員で構成される（図4−1）。

　看護部門に所属する職員を資格によって分ければ，保健師・助産師・看護師・准看護師のような有資格者と，看護補助者のような無資格者で構成される。

　副院長は従来医師が一般的であったが，近年は，看護師を副院長に起用するケースも増えてきている。患者にとって身近な存在であり，チーム医療の充実が求められる中，スタッフ全体の動きに詳しい看護師が副院長になることで，病院全体の動きを見通すことができ，病院改革に寄与するという考えによるものである。この起用には，看護師の存在を高く評価していることをアピールし，看護師の離職防止につなげる目的もある。

　また，図4−1に示したように，看護部長の補佐として複数の副看護部長を配置することが多くなっている。複数配置することで業務・教育・人事などの機能を分担して行う。特に病床管理（ベッドコントロール）を行う担当は，DPC（Diagnosis Procedure Combination；診断群分類）導入後の在院日数短縮には非常に重要な業務である。主治医・病棟師長・MSW・病診連携担当者などとの調整を図り，救急患者のスムーズな受け入れ，患者・家族の退院後の不安を少しでも軽減することが役割である。近年は医療の現場でさまざまな専門分野を担当する専門看護師や認定看護師が増えており，看護の現場で組織を超えて横断的に活躍している施設も増えている。

　また近年は，看護業務部門以外に所属する看護師も増えてきている。医療安全管理者として医療安全管理室に，感染管理として感染管理の認定看護師が感染防止対策部門に所属している例などがある。以前は事務職しか所属していなかった病診連携室にも，看護師が配置されている施設も増加している。

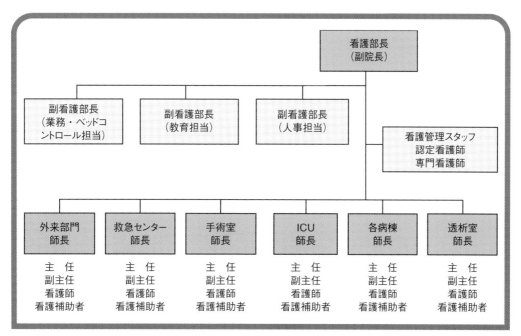

図4－1　看護部門の組織構成例

2 看護の質を維持・改善・向上させるための組織

　図4－1で看護部門の組織の構成例を紹介したが，実際の看護サービスは指示通り，マニュアル通りで上意下達（トップダウン）のピラミッド組織では実践されない。

　患者を中心としたチーム医療において質の高い看護を実践するためには，現場スタッフのひとりひとりが主体的な判断により最善の看護サービスを提供することが必須であり，そのためには管理職が重要な役割を果たさなければならない。頂点に患者を置き，次いで，現場のスタッフ，師長・主任，底辺に看護部長（副院長）を置いたピラミッドを逆さまにした形の組織（図4－2）のようになる。

　このような組織では，上司は部下に指示を出すのではなく，サポートに当たることになる。具体的な方法としては，コーチング技術を用いることである。このようにして質の高い看護サービスの提供が可能になると患者満足度も向上してくるが，目標管理とコーチング技術を一緒に取り組むことでさらにうまくいくこととなる。

　自立したスタッフを育てるには，管理職のリーダーシップが必要である。自立度の低いスタッフにはティーチングで，成長してくればティーチングからコーチングに切り替え，本人の考えを支持する。

　このように各部署での教育を行う組織以外に，患者が必要とする専門的なケアについ

■看護師の資格認定制度（日本看護協会)■

●専門看護師

複雑で解決困難な看護問題のある患者ならびにその家族や集団に対して水準の高い看護ケアを効率よく提供するための，特定の専門看護分野の知識・技術を深めた専門看護師を社会に送り出すことにより，保健医療福祉の発展に貢献し，併せて看護学の向上を図ることを目的としている。

2019年12月現在2,519名が認定され，特定されている分野は以下の13分野。

がん看護，精神看護，地域看護，老人看護，小児看護，母性看護，慢性疾患看護，急性・重症患者看護，感染症看護，家族支援，在宅看護，遺伝看護，災害看護。

●認定看護師

特定の看護分野において，熟練した看護技術と知識を用いて水準の高い看護実践が行え，看護現場における看護ケアの広がりと質の向上を図ることを目的としている。

2020年10月現在20,721名が認定され，特定されている分野は，以下の21分野。

救急看護，皮膚・排泄ケア，集中ケア，緩和ケア，がん化学療法看護，がん性疼痛看護，訪問看護，感染管理，糖尿病看護，不妊症看護，新生児集中ケア，透析看護，手術看護，乳がん看護，摂食・嚥下障害看護，小児救急看護，認知症看護，脳卒中リハビリテーション看護，がん放射線療法看護，慢性呼吸器疾患看護，慢性心不全看護。

上記の21分野は2026年をもって教育終了となり，2020年度からは以下の19分野の教育が開始されている。

感染管理，がん放射線療法看護，がん薬物療法看護，緩和ケア，クリティカルケア，呼吸器疾患看護，在宅ケア，手術看護，小児プライマリケア，新生児集中ケア，心不全看護，腎不全看護，生殖看護，摂食嚥下障害看護，糖尿病看護，乳がん看護，認知症看護，脳卒中看護，皮膚・排泄ケア

これらの教育課程には特定行為研修を組み込んでおり，認定審査に合格すれば特定認定看護師を名乗ることができる。

●認定看護管理者

患者・家族や地域住民に対してより質の高いサービスを提供できるよう，自身が管理する組織の課題を明らかにし，組織内のさまざまな部署や人に働きかけて，組織全体のサービス提供体制の向上に取り組む。また，地域の組織間の連携を図るなど，地域全体の医療・看護の質の向上に努めることを目的とする。病院や介護老人保健施設の副院長・看護部長をはじめとする管理者，訪問看護ステーションの所長などとして活動している。2020年12月現在4,157名認定されている。

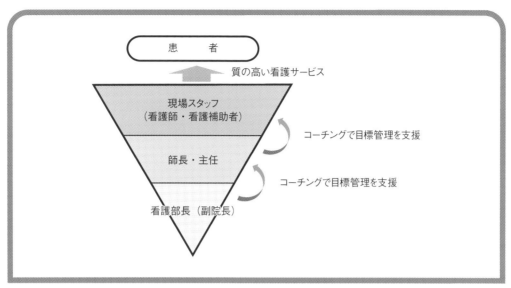

図4－2　逆さまのピラミッド組織

ては，前述の専門看護師・認定看護師などのリソースナースが看護師全体のサポートを行う体制を確立している病院も多くなっている。

診療プロセスとチーム医療 4

1 外来部門

（1）一般外来

外来での主たる業務は，患者が安心して診察を受けられるように介助を行うことである。短い診察時間の中で患者が安心できるよう適切な問診を行い，正確な患者情報を医師に伝えることが重要である。

また，医師からの指示で主に血圧測定・採血・注射などの検査や処置を行うが，診療科目によってその種類はさまざまである。X線テレビによる注腸検査や膀胱造影検査では，直接，医師の介助に入り，患者の負担が少なくなるよう努める。

検査を受け患者は不安でいっぱいになっている。医師に替わって説明をする場合が多くある看護師には，検査に関する詳しい知識と，患者が疑問に感じやすいことを把握しておくことが求められる。患者の中で緊急性が高いと判断した場合は，すぐに受診できるように看護師の目の届く処置室などで待機してもらうという配慮も必要である。

（2）救急外来

　救急部門ではあらゆる疾患や外傷を取り扱っており，さまざまな診療科の知識や技術，最新の医療機器の管理を求められるうえに，次々と新しいものが導入されるので，常に学び続けなければならない。また，医師からの説明は専門用語が多く，一般の人にはわかりにくいこともしばしばである。このような場合に，家族を落ち着かせ，必要な説明を補足し，今後の治療のための協力をお願いするのも，看護師の重要な仕事である。

　救急現場では，看護師だけでなく医師や医療スタッフとのチームプレイがとても大切になる。お互いに情報を共有し，協力体制で仕事をしなければならないので，協調性は必須である。

2 入 院 部 門

（1）病棟看護師が担っている役割

　入院により，病院が生活の場となる患者には，生活環境の変化や疾患への不安が生まれる。病棟看護師が医師や他の医療スタッフと連携を取り，患者が抱く不安や疑問をさまざまな方向から解決していき，患者との信頼関係を築いていくことが必要である。また，患者が生活環境の変化に適応でき，安心・快適な入院生活が送れるような環境づくりに努めるとともに，患者のみでなく，家族の不安や心労などを軽減できるように相談・支援を行うという役割もある。

　回復を促進するために，患者のニーズに合わせた最適とされる治療の補助や看護ケアを行ったり，受け持ちとなった患者の情報収集から事前評価のアセスメント，アセスメントにより明らかになった看護上の問題，看護上の問題を踏まえた看護計画の立案，看護計画の実行・評価という，患者の個別性に合わせた一連の看護ケアを提供することも，病棟看護師の役割である。

（2）病棟看護師の主な仕事

　バイタルチェック（血圧・体温・脈拍数・呼吸数などの測定）による健康状態の把握・管理，点滴や与薬などの治療に伴う処置，食事の配膳・介助，ベッドメイキングなど，入院患者の日常生活援助などを行う。もちろん，定期的に病室を回って患者の様態を観察したり，ナースコールに対応したりもする。また，MRIやレントゲンなどの検査がある場合，それぞれの検査室に患者を連れて行くのも病棟看護師の仕事のひとつである。さらに，手術を控えている患者に対する準備や手術後のケアも病棟看護師の大切な役割である。

　病棟は24時間看護が原則で，病院によって2交代勤務か3交代勤務のいずれかを採用しているが，なかには同じ病院でも病棟（部署）によって2交代勤務と3交代勤務を使い分けているところもある。

（3）看護必要度（診療報酬の看護の質に対する評価）

　　診療報酬上の入院料などは，看護師の配置数により決められており，2021年現在「7：1」以外に「10：1」「13：1」「15：1」という基準が一般病棟では設定されている。例えば，患者7人に対して看護師1人という配置の病院と，患者10人に対し看護師1人という配置の病院では，前者のほうがより高い技術の医療を提供できる病院であり，患者にとってより手厚い看護を受けられる病院として，入院基本料が高く設定されている。

　　しかし，このように看護師を多く配置しているだけでより多くの収入が得られることが問題となり，病院を公平に評価し，その病院に見合った診療報酬に是正するために，患者が受けている医療・看護サービス量を評価するため「看護必要度」（表4－4，図4－3）が導入されることとなった。

　　2022年の診療報酬改定により急性期一般入院基本料1の「看護必要度Ⅰ」の該当患者割合が病床数200床以上31％，200床未満28％に，「看護必要度Ⅱ」は200床以上28％，200床未満25％に見直された。看護必要度は，入院患者へ提供されるべき看護の必要量を測る指標として，厚生労働省が開発を進めてきた評価基準であり，高度な医療が行われ看護サービス量が多い病院では，看護師の適正な配置が求められる。

　　看護必要度は項目ごとにA・B・C項目に分けられ，項目ごとに患者が対象となるかを毎日評価する。特にB項目は看護師の独立した業務であり，看護師の評価と判断が主となる項目である。

　　看護必要度を理解し，正しく評価できるように，評価者となる看護師には「重症度，医療・看護必要度評価者 院内指導者研修」の受講が必修となっている。

　　また，2018年の診療報酬改定により，一般病棟入院基本料（7：1，10：1）が急性期一般入院料1～7に再編され，さらに2022年改定で1～6に見直された（表4－5）。

　　「一般病棟用の重症度，医療・看護必要度」は，毎日患者ごとに看護師がチェックして提出されるが，10：1であっても重症度が高い病院や，逆に7対1であっても重症度が低い病院があるなど，病院により判定基準にバラつきがあるという問題が現行の制度においても続いており，2018年の診療報酬改定では，この不均衡を是正するために入

表4－4　入院料・加算における該当患者の基準

対象入院料・加算	基　準
一般病棟用の重症度，医療・看護必要度	• A得点2点以上かつB得点3点以上 • A得点3点以上 • C得点1点以上
総合入院体制加算	• A得点2点以上 • C得点1点以上
地域包括ケア病棟入院料 （地域包括ケア入院医療管理料を算定する 　場合も含む）	• A得点1点以上 • C得点1点以上

A　モニタリング及び処置等	0点	1点	2点
1	創傷処置 （①創傷の処置（褥瘡の処置を除く），②褥瘡の処置）	なし	あり	―
2	呼吸ケア（喀痰吸引のみの場合を除く）	なし	あり	―
3	注射薬剤3種以上の管理	なし	あり	―
4	シリンジポンプの管理	なし	あり	―
5	輸血や血液製剤の管理	なし	―	あり
6	専門的な治療・処置 ① 抗悪性腫瘍剤の使用（注射剤のみ）， ② 抗悪性腫瘍剤の内服の管理， ③ 麻薬の使用（注射剤のみ）， ④ 麻薬の内服，貼付，坐剤の管理， ⑤ 放射線治療， ⑥ 免疫抑制剤の管理（注射剤のみ）， ⑦ 昇圧剤の使用（注射剤のみ）， ⑧ 抗不整脈剤の使用（注射剤のみ）， ⑨ 抗血栓塞栓薬の持続点滴の使用， ⑩ ドレナージの管理， ⑪ 無菌治療室での治療	なし	―	あり
7	必要度Ⅰ：救急搬送後の入院（5日間） 必要度Ⅱ：緊急に入院を必要とする状態（5日間） ＊入院日に救急医療管理加算または夜間休日救急搬送医学管理料を算定した患者	なし	―	あり

A 得点 ☐

B　患者の状況等	患者の状態			介助の実施		評価
	0点	1点	2点	0	1	
8　寝返り	できる	何かにつかまればできる	できない	―	―	点
9　移　乗	自立	一部介助	全介助	実施なし	実施あり	点
10　口腔清潔	自立	要介助	―	実施なし	実施あり	点
11　食事摂取	自立	一部介助	全介助	実施なし	実施あり	点
12　衣服の着脱	自立	一部介助	全介助	実施なし	実施あり	点
13　診療・療養上の指示が通じる	はい	いいえ	―	―	―	点
14　危険行動	はい	―	ある	―	―	点

（9〜12の列に「×」，介助の実施と評価の間に「＝」）

B 得点 ☐ 点

C　手術等の医学的状況	0点	1点
15	開頭手術（13日間）	なし	あり
16	開胸手術（12日間）	なし	あり
17	開腹手術（7日間）	なし	あり
18	骨の手術（11日間）	なし	あり
19	胸腔鏡・腹腔鏡手術（5日間）	なし	あり
20	全身麻酔・脊椎麻酔の手術（5日間）	なし	あり
21	救命等に係る内科的治療（5日間） ①経皮的血管内治療，②経皮的心筋焼灼術等の治療， ③侵襲的な消化器治療	なし	あり
22	別に定める検査（2日間） ：経皮的生検法，腹腔鏡，関節鏡，心カテ（右心・左心）など9種類	なし	あり
23	別に定める手術（6日間） ：眼窩内異物除去術，鼓膜形成術，上下顎骨形成術，甲状腺悪性腫瘍手術，乳腺悪性腫瘍手術，観血的関節固定術など　252種類	なし	あり

C 得点 ☐

図4-3　一般病棟用の重症度，医療・看護必要度に係る評価票　　（2022年度診療報酬改定）

院基本料の段階を増やすこととしたが，2022年改定では一部簡素化が図られ，6段階となった。

　さらに，看護必要度の計測は看護師の手作業であるため，現場にかなりの負担をかけているばかりでなく，抜けや漏れ，間違いが多く発生しているという実状もあった。そこで，「診療行為の明細」と「患者状態などの記録」の集計結果でも重症度の判断ができることとした。

　また，2020年度の診療報酬改定においては，看護必要度の判定について「一般病棟用の重症度，医療・看護必要度Ⅰ」「一般病棟用の重症度，医療・看護必要度Ⅱ」のどちらの判定方法を採用するか，医療機関によって選択できるようになった（表4－6）。

表4－5　急性期一般入院基本料

(2022年度診療報酬改定)

	点数	必要度Ⅰ	必要度Ⅱ
入院料1	1,650点	31%（28%）	28%（25%）
入院料2	1,619点	27%（25%）	24%（22%）
入院料3	1,545点	24%（22%）	21%（19%）
入院料4	1,440点	20%（18%）	17%（15%）
入院料5	1,429点	17%	14%
入院料6	1,382点	測定していること	測定していること

（かっこ内は，許可病床200床未満）

表4－6　看護必要度Ⅰ・Ⅱ

「一般病棟用の重症度，医療・看護必要度Ⅰ」（重症度，医療・看護必要度の判定基準も見直し）	現行の「一般病棟用の重症度,医療・看護必要度」A項目（モニタリング及び処置等）・B項目（患者の状況等）・C項目（手術等の医学的状況）から算定	医療機関が選択可能（入院料2,3を除く）
「一般病棟用の重症度，医療・看護必要度Ⅱ」	A項目およびC項目について，診療実績データを用いる方法	

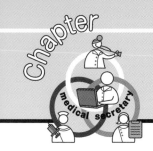

Chapter 5 副診療技術部門

副診療技術部門とは 1

1 組　　織

　副診療技術部門とは，医師・歯科医師の指示のもとに業務を行う部門で，診療放射線技師，臨床検査技師，臨床工学技士，理学療法士，作業療法士，言語聴覚士，薬剤師，管理栄養士などの，いずれも国家資格を必要とする職種により構成される（図5－1）。一般的に看護師は看護部門，それ以外は「パラメディカル」または「コメディカル」と呼ばれる場合が多い。

　医療の高度化にともなう医療技術の進歩はめざましく，高度医療に取り組む医療技術職員は，高度な専門技術を各々の職務で発揮し臨床に貢献している。最先端医療を支える技術的支援という観点からの医療技術職員への期待は大きい。医療技術職員の臨床への配置は，診療支援による患者サービスの向上だけでなく，医療技術職員の介入によって医師・看護師が本来の業務に専念できるようサポートするというメリットも大きい。

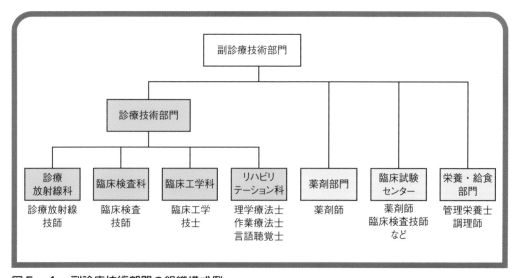

図5－1　副診療技術部門の組織構成例

2 役割と機能

　副診療技術部門の役割は，主に検査，診断支援，訓練・治療，医療機器保守管理である。直接，患者とかかわる検査は診療放射線科・臨床検査科が担当，診断支援は臨床検査科・診療放射線科が担当し，訓練・治療はリハビリテーション科・診療放射線科が担当する。また，患者に直接かかわらない医療機器保守管理は臨床工学科が担当する。

　副診療技術部門は病院内のすべての診療科に対して，診断と治療に必要不可欠な支援を横断的に行っており，言い換えれば，病院全体に対して開かれた部門であるともいえる。そのため，どの診療科の患者に対しても深くかかわる重要な役割を担っている。副診療技術部門の使命は，自らの技術と知識を医師や看護師を通して患者へ提供し，その結果として社会に価値を提供することといえる。

診療技術部門 2

1 診療放射線科

　診療放射線科は大きく分けて，①画像検査，②治療，③核医学，の3部門に分けられる。診療放射線技師は，医師の指示のもとに放射線を用いた画像検査や治療を業務とするが，放射線を利用せず，磁気を利用したMRIや超音波検査などの画像検査を行うこともある。放射線科ではスムーズに検査ができるように知識の向上はもちろんのこと，機器操作技術の向上，機器管理にも努めている。

（1）診療放射線科の業務
1）主な画像検査
① X線撮影……体を透過したX線の吸収差を白黒の画像として得る。胸部レントゲン撮影をはじめ，腹部や骨のレントゲン撮影などがある。
② CT（コンピュータ断層撮影）……X線を使って体の断面を撮影。大量のデータを得ることができ，骨などの3D画像が作成される。造影剤を使用することにより血管の3D画像も得られ，特に心臓，大動脈，肺など胸部，上腹部の検査に優れている。
③ 透視撮影……胃や食道，大腸といった消化管疾患の診断に用いたり，骨折や脱臼の整復，そのほか泌尿器科の処置，造影にも利用される。
④ 骨塩測定……微量の放射線を使って腰椎や大腿骨頸部で測定する装置と，踵の骨に

超音波を当てて測定する装置がある。

⑤ 血管撮影……足の付け根や腕の動脈からカテーテルを挿入し，造影剤を直接注入して血管の形や血流を連続して撮影する検査。最近ではIVRと呼ばれる血管内治療（脳梗塞や心筋梗塞の治療の際，細くなった血管を拡張したり，癌に栄養を送る血管を塞いだりする塞栓術など）が中心となっている。手技は，医師や看護師，臨床工学技士などチームで行われている。

⑥ マンモグラフィー（乳房撮影）……上半身裸になって装置に向かい，乳房を検査台と圧迫板ではさみ，乳房の厚みを薄くして撮影する（図5－2・3）。

⑦ MRI……強力な磁石の筒に入り，磁気の力を利用して血管や臓器のあらゆる方向の断面を撮影する。特に脳や脊椎，四肢，骨盤腔の検査に有効（図5－4・5）。

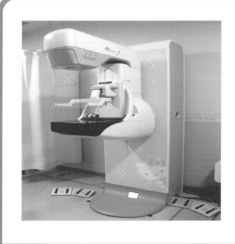
図5－2　マンモグラフィー

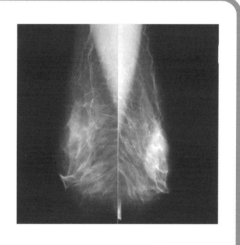
図5－3　乳房撮影画像

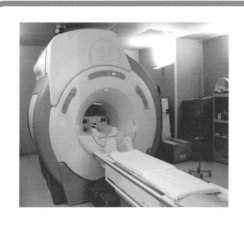
図5－4　MRI

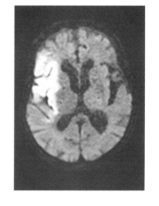
図5－5　脳梗塞のMRI画像

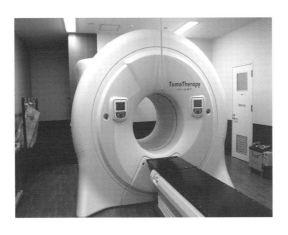

図5－6　放射線治療装置のひとつ　Tomo Therapy

2）放射線治療

　　放射線治療は，高エネルギーのX線を照射し，がん細胞を死滅させる治療法で，がん細胞が正常な細胞に比べて放射線に弱い性質を利用している。放射線治療の専門医が，検査結果や治療結果などを見ながら，どの部位に，どの方向から，どのくらいの放射線量を何回に分けて照射するか計画を立て，その計画に従って放射線を照射していくが，通常は何週にもわたって照射を行う。

　　特徴は，病巣を切り取る外科手術と異なり，がんに侵された臓器の機能と形態の温存ができることである。また，腫瘍の根治的治療以外に，術後の再発防止を目的として手術で切除しきれずに残ったと思われるがん細胞に照射することもある。

　　複数のメリットがある放射線治療であるが，病巣の周りには正常な組織もあり，副作用として脱毛や皮膚炎，全身の倦怠感などの症状が出ることもある（図5－6）。

3）核　医　学

　　核医学には，微量の放射線を出す放射性医薬品を体内に投与し，体内の状態を画像や数値で捉える「インビボ（in vivo）検査」と，採取した血液や尿などの試料を試験管内で試薬と反応させ，ホルモンなどの微量物質を測定する「インビトロ（in vitro）検査」がある。

　　核医学検査はRI検査ともいわれるが，RIとは放射性同位元素（radio isotope）の略で，放射線を出す物質のことである。

4）医療情報管理

　　病院では，診療録や画像が電子化され電子カルテによる診療支援が行われている。診療放射線科は，画像情報システムや放射線情報システムを含む医療情報システムの構築や維持管理に中心的な役割を担っている。

5）放射線被曝管理

X線撮影装置を設置している医療機関では，個人の作業中の被曝線量の測定と，6か月以内ごとの放射線漏洩検査が義務づけられており，医療従事者や患者の安心・安全のためにも欠かすことができない。

（2）診療放射線科におけるチーム医療の推進

医療スタッフの協働・連携によるチーム医療の推進を図る中で，診療放射線技師も，①画像診断における読影の補助，②放射線検査等に関する説明・相談，といった業務の拡大を実施している。

また，他の職種同様に，各種委員会・病棟カンファレンス等に参加し，患者情報を共有し，最善の検査・治療をスムーズに行えるよう，機器の操作技術向上に努めている。

2 臨床検査科

臨床検査とは，診療目的で行われる，患者や疾病の状態を診断するための検査であり，臨床検査科は病院などの医療機関において患者から採取・提供された検体の検査や解析業務を包括的に行っている。古くは医師が検査業務を行っていたが，今日では医療の分業化と検査の高度化にともない，臨床検査を主とする臨床検査技師がその業務を担っている。

（1）臨床検査科の業務

臨床検査は，心電図や超音波など患者の身体を直接調べる「生理学的検査」と「検体検査」に大別される。

さらに，「検体検査」には，①血液や尿などを分析装置にかけ成分分析する「生化学的検査」，②喀痰や便などからウイルスや細菌を調べる「微生物学的検査」，③組織や細胞を採取して病理学的に診断する「病理学的検査」などがある（図5－7）。

検体の採取方法や処理方法によっては検査結果に重大な影響を及ぼすことがあるため，臨床検査技師が検査に先立って検体採取から一貫して行うことが望ましく，患者の負担軽減のため，採血をはじめとした一部の医業も臨床検査技師が行っている。

1）生理学的検査

生理学的検査は，①心臓や脳の微弱な電気信号を波形に変換させてその機能を調べる心電図検査や脳波検査，②筋神経の異常を調べる神経伝導検査，③肺の機能を調べる肺機能検査，④人には聞こえない超音波（エコー）を利用して身体の内部を画像化させる超音波検査（図5－8），などがある。生体情報を波形や画像としてとらえるため，患者と身近に接しながら検査を行う必要がある。

腫瘍などをより詳細に観察するために超音波造影剤を用いた検査も行われており，超

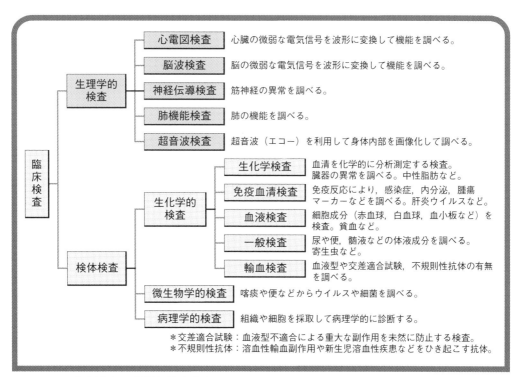

図5-7　臨床検査の分類と検査内容

（図中のテキスト）

生理学的検査
- 心電図検査　心臓の微弱な電気信号を波形に変換して機能を調べる。
- 脳波検査　脳の微弱な電気信号を波形に変換して機能を調べる。
- 神経伝導検査　筋神経の異常を調べる。
- 肺機能検査　肺の機能を調べる。
- 超音波検査　超音波（エコー）を利用して身体内部を画像化して調べる。

臨床検査

検体検査
- 生化学的検査
  - 生化学検査　血清を化学的に分析測定する検査。臓器の異常を調べる。中性脂肪など。
  - 免疫血清検査　免疫反応により，感染症，内分泌，腫瘍マーカーなどを調べる。肝炎ウイルスなど。
  - 血液検査　細胞成分（赤血球，白血球，血小板など）を検査。貧血など。
  - 一般検査　尿や便，髄液などの体液成分を調べる。寄生虫など。
  - 輸血検査　血液型や交差適合試験，不規則性抗体の有無を調べる。
- 微生物学的検査　喀痰や便などからウイルスや細菌を調べる。
- 病理学的検査　組織や細胞を採取して病理学的に診断する。

＊交差適合試験：血液型不適合による重大な副作用を未然に防止する検査。
＊不規則性抗体：溶血性輸血副作用や新生児溶血性疾患などをひき起こす抗体。

音波検査を専門に扱う「超音波検査士」や「認定心電検査技師」といった認定資格がある。

2）生化学的検査

　　生化学的検査は，採血や採尿により得られた「検体」を生化学検査・免疫血清検査・血液検査・一般検査（医動物学検査）・輸血検査の各分野にわけて専門的に検査を行う。また，輸血の可否もここで判定され，「認定輸血検査技師」といった分野ごとに認定資格が存在する。

　　自動分析装置の導入や解析技術の進歩によって多項目同時測定が可能となり，患者の病態把握や診断には欠かせない検査となっている（図5-9）。

3）微生物学的検査

　　微生物学的検査は，さまざまな感染症を発症していると思われる患者の体液や喀痰，便などあらゆる検査材料から起因菌の可能性が高い細菌を培養して同定を行い，薬剤の有効性を確認している（図5-10）。

　　また，MRSA（メチシリン耐性黄色ブドウ球菌）などの薬剤耐性菌の情報を臨床側へ提供するのも重要な役割のひとつである。専門知識を有する認定資格に「認定臨床微生物検査技師」がある。

4）病理学的検査

　　病理学的検査には，内視鏡や手術により得られた組織を調べて病変部の診断を行う「組

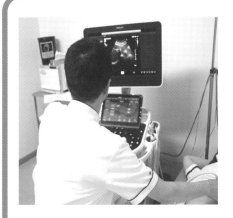
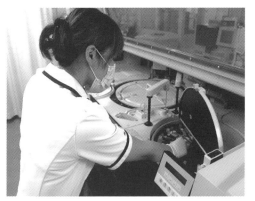

＊精度管理：他施設との比較および検査の正確さ精密さの
維持管理を行うこと。

図5－8　超音波診断装置での検査　　　図5－9　生化学自動測定装置の精度管理

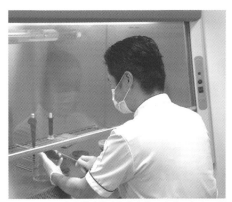
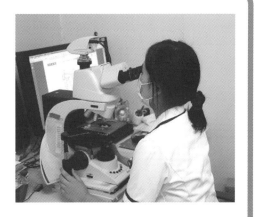

＊ドラフト：有害微生物を扱うときに安全のために用
いる局所排気装置の一種。

図5－10　菌の飛散防止のためのドラフ　　図5－11　細胞の鏡検
　　　　　ト内作業

織診断」と病変部の擦過，病変部に針を刺してその細胞を吸引する穿刺吸引などにより
得られた細胞から病変の推定を行う「細胞診断」がある（図5－11）。組織診断や細胞
診断では，検体処理や染色等標本作成に時間を要するため結果返却には数日必要となる。
また，通常の組織診断のほかに凍結標本を作製して15分前後で結果を返却する「術中
迅速組織診断」がある。病理診断には専門性の高い「細胞検査士」と呼ばれる認定資格
があるほか，解剖介助として病理解剖検査にも立ち会う。

（2）臨床検査科におけるチーム医療の推進

　　臨床検査科では，患者が適切な医療を受けられるよう，検査やデータに関する助言などを行い，必要な検査情報を迅速かつ正確に臨床側へと提供することに努めている。また，糖尿病委員会やNST（栄養サポートチーム）といった各種委員会にも参加し，患者状態を把握するためのデータ提供活動を行っている。

　　症例カンファレンスや臨床病理検討会，ICTラウンド（感染対策チームによる感染管理）など，専門的な知識を活かし，より安全で安心な医療が提供できるように各部署と連携し，医師を中心としたチーム医療の一端を担っている。

3 臨床工学科

　　臨床工学技士（クリニカルエンジニア；clinical engineer）は，医学と工学を結びつけ，日々進歩を遂げる複雑な医療機器の操作と保守点検を主な業務とするスペシャリストである。

（1）臨床工学科の業務

　　臨床工学技士とは，生命維持管理装置の操作および保守点検を業務とする者と定められているが，生命維持管理装置は多種多様に存在しており，業務も多岐にわたる。主な業務として，①心臓手術時の人工心肺装置や補助循環装置の操作業務，②心臓カテーテル室における検査と治療の技術支援，③人工透析室や集中治療室（ICU）での血液浄化業務，④人工呼吸器に関連した呼吸業務，そして，それらの機器を管理する⑤ME（医用工学）機器管理業務などが主にあげられる。

1）体外循環業務

　　心臓手術の多くは心臓を停止させた状態で行われる。その間の心臓の機能を代替・補助する手段として人工心肺が用いられ，その操作を臨床工学技士が行っている。人工心肺は血液循環の管理だけでなく，人工肺による呼吸管理や体温調節による代謝管理など，高度な全身管理の知識が必要となる（図5-12）。心臓外科関連学会が認定している「体外循環技術認定士」は，2015年から心臓血管外科専門医取得のための修練施設認定の条件として1名以上常勤することとなっている。

　　また，急性循環不全などに用いられるIABP，ECMO（PCPS），補助人工心臓などの補助循環装置の操作と管理も臨床工学技士の業務である。これらの機器は救命救急センターや集中治療室，さらに手術室でも稼働することがあり，常に稼働可能な状態を維持する必要がある。

　　植込型補助人工心臓管理施設の認定を取得する条件のひとつとして「人工心臓管理技術認定士」あるいは「体外循環技術認定士」が1名以上在籍している必要があり，臨床工学技士が活躍する場がますます広がっている。

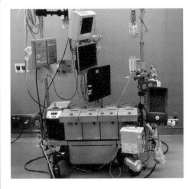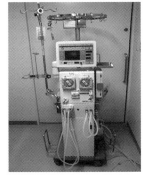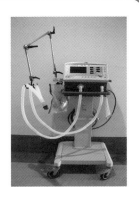

図5－12　人工心肺装置　　　図5－13　人工透析装置　　図5－14　人工呼吸器

2）心臓カテーテル業務

　　カテーテルと呼ばれる細い管を血管に通して心臓の各部へ送り，検査および治療を行うときの介助，血管内エコー操作，血行動態監視などを行っている。狭心症や心筋梗塞など緊急を要する場合や重症症例の場合もあり，常に緊張が要求される業務である。

　　また近年では，不整脈治療にも活躍の場が広がり，心臓内心電図の監視と高度な機器操作が必要である。さらに，難治性の不整脈によりペースメーカを植え込んでいる患者は定期的な外来受診が必要であり，そのペースメーカの設定変更や管理なども業務となっている。

3）血液浄化業務

　　わが国の慢性透析患者数は増加の一途をたどっており，その患者を治療する施設は全国で3,800施設以上が存在している。そのほぼすべての施設において臨床工学技士が活躍しており，治療のみならず良好な環境や設備の向上に寄与している。

　　人工透析の治療現場は，医師はもちろんのこと看護師とのチーム医療が不可欠であり，オーバーリンクする業務も多々あるが，機器のメンテナンスや透析に使用される水質管理などは臨床工学技士の専門分野である。現在では良好な水質施設には水質管理加算が取得できるようになっている。

　　また，腎不全に対する透析だけでなく，肝不全や膠原病，潰瘍性大腸炎など多くの疾患に対してさまざまな血液浄化が行われており，施行現場も人工透析室だけでなく集中治療室や一般病棟と多様である（図5－13）。

4）人工呼吸器業務

　　人工呼吸器装着患者の呼吸管理を，人工呼吸器管理の目線で導入から離脱までサポートしている。近年では医師・看護師・理学療法士・薬剤師・栄養士などと共にRST（呼吸療法サポートチーム）と呼ばれるチームを組織し，合同でカンファレンスと回診を行い，呼吸管理をする施設が増えている（図5－14）。

5）ME機器管理業務

　臨床工学技士がかかわる医療機器だけでなく，病院内のさまざまな部署が使用する医療機器に対して，臨床工学部門が中央管理化し，貸出と返却を行っている。これにより，適切な点検計画の策定と実施，日常点検による不具合の早期発見が可能になり，安全性の向上と機械寿命の延長が期待できる。さらに，適切な使用方法の啓発や情報の発信，廃棄および購入の助言を行うことで経営の収支改善も見込まれる。病院内には医療機器安全管理者を定める規定があるが，臨床工学技士がこれを担っている施設も多い。

（2）臨床工学科におけるチーム医療の推進

　施設によっては内視鏡室や救急医療にかかわる臨床工学技士も多数活躍している。どの環境においても他の職種との連携が重要であり，横断的な情報交換が必要である。業務は患者の生命に直結することが多く，高度な技術と知識そして緊張感とモチベーションを必要とするが，やりがいと達成感が大きい職種である。

4 リハビリテーション科

　リハビリテーションは，病気や外傷が原因で心身の機能と構造の障害ならびに生活上の支障が生じたときに，個人とその人が生活する環境を対象に，多数の専門職種が連携して問題の解決を支援する総合的アプローチの総体をいう。医療とその関係分野の専門職が行うリハビリテーションを「医学的リハビリテーション」と呼ぶが，教育分野，職業分野，社会福祉分野で行われるアプローチも非常に重要である。

　心身の機能と構造の障害には，出生前あるいは出生後に罹患した病気や外傷によって起きる脳・脊髄・末梢神経などの神経系，筋・骨・関節などの運動器系，呼吸器・循環器・消化器・内分泌などの内臓器系，視覚・聴覚・平衡覚などの感覚器系，精神・心理などの知的機能系などに起きる機能と構造の障害を含む。

　また，障害は心身の機能・構造だけでなく，日常生活の活動の制限，社会生活への参加の制約も含めた概念である。この概念は，障害というものが個人の生活する家庭・学校・職場・近隣地域・社会・行政などの環境に大きく影響を受けることを示している。

　障害は多岐にわたるので，医学的リハビリテーションはリハビリテーション医師，看護師，理学療法士，作業療法士，言語聴覚士，視能訓練士，臨床心理士，義肢装具士，臨床工学技士，医療ソーシャルワーカーなど多数の専門職の協業によって行われる。

　医学的リハビリテーションでは障害の回復が重要課題であるが，予防的アプローチも大きな比重を占めている。例えば，外科の開胸・開腹手術の術前・術直後から呼吸リハビリテーションを行って合併症の発生を未然に防ぐこと，骨・関節の手術前と手術直後から筋力増強を図って術後の筋力低下を防ぎ早期自立を図ること，回復が期待できない進行性の疾患でも筋力維持練習で進行を遅らせ，悪性新生物（がん・肉腫）でも合併症

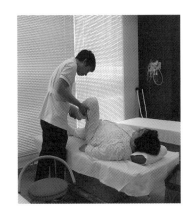

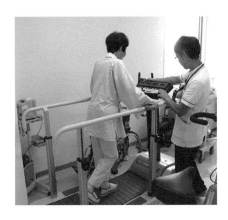

図5-15　理学療法風景　　　　図5-16　心臓リハビリテーション風景

を防ぎ体力を維持し生活の活動性を保つことなどである。

　患者にリハビリテーションを実施するのは「セラピスト（療法士）」である。理学療法士，作業療法士，言語聴覚士を「セラピスト」といい，セラピストにはそれぞれ専門的役割がある。

（1）リハビリテーションの専門職
1）理学療法士（PT：physical therapist）
　起き上がる，座る，立つ，歩くなど，生活をするうえで基本となる動作を「基本動作」という。理学療法士は基本動作に必要となる各関節の動きや筋力などを評価し，基本動作能力を向上させたり，獲得させたりするための訓練を行う（図5-15）。また，心筋梗塞や心臓手術後に低下した患者の体力を回復し，自信を取り戻して早期に社会復帰できるように援助すること，さらに，心臓病の再発を予防し，快適な社会生活を送れるよう，運動療法・食事指導・禁煙指導などを行う心臓リハビリテーションも行っている（図5-16）。

2）作業療法士（OT：occupational therapist）
　食事をする，トイレに行く，服の着替えをする，お風呂に入る，掃除をするなどの生活の中での動作を「応用動作」という。作業療法士は動きにくくなった腕や手の機能などについて評価し，応用動作能力を向上させたり，獲得させたりするため作業活動などを取り入れながら練習を行う（図5-17）。

3）言語聴覚士（ST：speech-language-hearing therapist）
　患者の，話す・読む・書くなどの言語機能の障害の評価を行い，必要な練習や助言を行う。また，飲み込む能力，すなわち「嚥下」の評価も行い，必要に応じて訓練を行う。

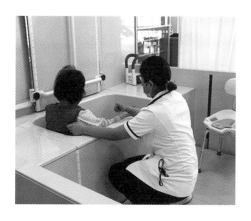

図5－17　作業療法風景

4）その他の専門職

　その他の専門職として，両眼視機能に障害のある患者に対する視機能の回復のための矯正訓練およびこれに必要な検査を行う「視能訓練士」，臨床心理学の知識や技術を用いて，精神科・心療内科，緩和ケア・高齢者の医療などの場において患者や家族の心理相談を行う「臨床心理士」，医師の処方のもとに，義肢および装具の装着部位の採寸・採型，製作および身体への適合を行う「義肢装具士」などがある。

（2）リハビリテーション科におけるチーム医療の推進

　リハビリテーションは「チーム医療」と呼ばれる。脳卒中の場合,医師が中心になり,病状の進行を抑え障害を最小限にくい止めるため,急性期（病気になって間もない時期）の治療を行うが，それと並行して，医師の指示によってリハビリテーションが始まり，服薬指導や栄養指導なども行われる。これには,医師,看護師,セラピスト（理学療法士,作業療法士,言語聴覚士）,薬剤師,栄養士,医療ソーシャルワーカーなど多くのスタッフのチームワークが不可欠である。特に大切なのは，それぞれが職域を超えて連携を密にし，情報を共有しながらチームとして医療を実践することである。多くの職種が大きな輪を描くようにさまざまな形でかかわるが，輪の中心にいるのは患者とその家族である。これがリハビリテーション医療の大きな特徴といえる。

（3）地域包括ケアシステムでのリハビリテーションの役割

　地域包括ケアシステムでのリハビリテーションにおいては,病院リハビリテーション,通所リハビリテーション，介護施設リハビリテーション，訪問リハビリテーションなどがあるが，訪問リハビリテーションが最も重要である。高齢者が住み慣れた自宅で生活

が送れるよう，身体機能・ADL の回復・維持・向上を目的とする役割を担っている。

  ＊ ADL（activities of daily living）：一般的には「日常生活動作」と訳される。日常生
  活を営むうえで普通に行っている行為・行動のこと。具体的には，食事，排泄，整容，
  移動，入浴などの基本的な行動をさす。

薬 剤 部 門 3

1 役割と機能

（1）薬剤部門の業務の位置づけ

　医療技術の進歩とともに薬物療法が高度化し，患者のニーズも多様化する中，チーム医療において薬剤の専門家である薬剤師が主体的に薬物療法に参加することは，医療安全の確保の観点からも有益である。2012 年度から新制度（薬学教育 6 年制）下で教育を受けた薬剤師が輩出され，高度な知識・技能を有する薬剤師が増加し，専門・認定薬剤師として各領域の専門分野で活躍するなど薬剤師を取り巻く環境は大きく変わろうとしている。

　従来，薬剤師は病院内において外来および入院患者の調剤業務を，主たる業務としてきた。しかし，医薬分業が進み，外来患者の調剤が院外の調剤薬局へと移行し，病院薬剤師の職能も，入院患者における薬剤管理を行う病棟薬剤業務や，患者個々へ薬剤情報提供を行う薬剤管理指導業務が主たる業務へとなりつつある。

　薬剤師の主な業務内容は，調剤・製剤・無菌調整，医薬品管理，医薬品情報提供，薬剤管理指導，病棟薬剤業務，各種チーム医療，薬剤治療モニタリング，治験などである。

（2）医療法における薬剤師の役割

　「医療法」は，病院には専任の薬剤師をおくことおよび調剤所を設置することと定めている（医療法第 18 条，第 21 条）。また，「薬剤師法」は，医師もしくは歯科医師が自己の処方せんにより自ら調剤するときを除き，薬剤師でない者が販売または授与の目的で調剤してはならない旨を規定している（薬剤師法第 19 条）。また，薬剤師による調剤は，医師，歯科医師または獣医師の処方せんによって行われるとも規定されている（薬剤師法第 23 条）。

　上記の法規定に基づいて病院には薬剤部門がおかれ，通常「薬局」と称されている。病院における薬剤部門の活動は調剤業務から始まったものと思われるが，医療の発展に伴い，診療行為の中で医薬品の果たす役割がきわめて大きくなってきたことから，薬剤

の管理・供給の責任をもつ薬剤部門の重要さは増大してきている。また，病院の支出の中に占める医薬品費の割合は非常に大きく，病院経営面においても適切な管理を必要とする。

　薬剤部門が期待される役割を果たすためには，薬剤に関する知識に加え，エビデンス（科学的根拠）に基づく治療方針の把握，患者の心理なども含めた幅広い知識・技術の習得が必要とされている。

　また，現在多くの施設では，病棟，手術室・ハイケアユニット，救急外来，薬剤師外来などの医療チームに薬剤師が専任として参画し，薬物療法の支援業務や薬物管理を実施している。薬剤師職能の拡大によって，各種専門性をより高めていくことが重要と考えられる。

2 業　　務

（1）調　剤　業　務

　調剤業務は，オーダリングシステムにより医師が発行した入院・外来の処方せんに基づき，相互作用や投与量などを確認し医薬品を調剤することである。

1）処方せん受付

　オーダリングシステム等により医師が処方をコンピューターで入力すると，処方せんが調剤室に出力され，同時に薬袋や薬剤情報なども発行される。

2）処方監査

　薬剤師が処方せんの記載事項に不備がないことを確認した後，処方内容が適切かどうか（剤形・用法・用量・相互作用・投与禁忌・重複投与など）を確認する。また，血液検査値などのチェックも必要となる。さらに，診療科ごとに処方される医薬品の併用についても総合的に相互作用や重複投与に留意する必要がある（図5－18・19）。

3）疑義照会

　処方監査時に，疑義が生じた際は必要に応じて処方医師に確認する。薬剤師法第24条（処方せん中の疑義）において，薬剤師は処方せん中に疑わしい点があるときは，その処方せんを交付した医師，歯科医師または獣医師に問い合わせて，その疑わしい点を確かめた後でなければ調剤してはならないと定められている。

4）調　　剤

　錠剤，散剤，水剤，外用剤など，処方せんに基づいて調剤する（図5－20・21）。

5）監　　査

　調剤した薬剤師とは別の薬剤師が，調剤された薬を再び確認する。確認事項は以下のとおり。

- 正しい薬が調剤されていること
- 処方薬の数量，秤取量が正しいこと
- 薬袋の記載事項が適切であること
- 処方薬の品質が保たれていること　など

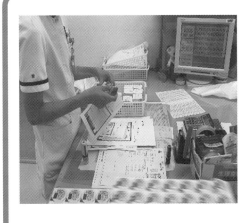
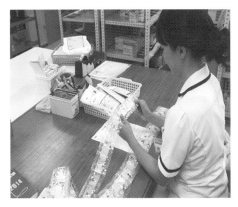

図5-18　内服薬の監査1　　　　　図5-19　内服薬の監査2

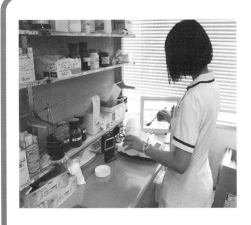
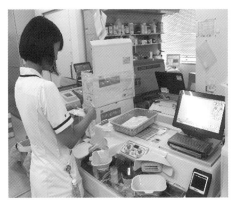

図5-20　散剤の調剤1　　　　　　図5-21　散剤の調剤2

6）投　　薬

　　薬の説明書（「薬剤情報提供書」）を活用し，薬効，副作用，服用（使用）上の注意などについて，情報提供を行う。

（2）注射薬調剤業務

　　注射薬は，「注射薬処方せん」に基づきとりそろえ，専用の薬袋・専用のトレイなどに入れられ，病棟ごとあるいは患者個別のカートなどにセットされ，注射薬オーダーの内容が適正か，混合しても問題がないかなどを確認し病棟や外来に供給されている（図

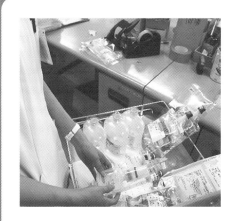
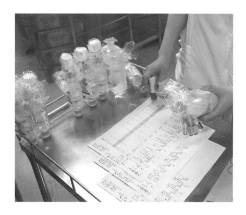

図5－22　注射薬の調剤　　　　　　図5－23　注射薬の監査

5－22）。

　注射薬の監査は内服薬の調剤といくつか異なる点がある。異なる点としては，投与方法，投与時間，投与速度の確認や配合変化に注意する点などがあげられる（図5－23）。

　各薬剤の特徴的な注意点に関しては，薬剤ごとに注意文書を添付して病棟で調製時に間違いのないようにするなどの工夫が各施設で行われている。

　最近ではオーダリングシステムと連動させた注射薬自動調剤機（アンプルピッカー）が導入され，業務の効率化が図られている。

（3）製 剤 業 務

　製剤業務とは，市販の医薬品では対応できない場合，患者の病態やニーズに対応するため医師の求めに応じて病院内で薬剤師により調製され，それぞれの病院内の患者に限って用いられる製剤である。業務内容を整理すると以下のようになる。

- 個々の患者に最適な薬剤を，最適な投与経路・剤形で投与するのに，市販の医薬品では対応できない薬の調製。
- 院内で大量に使用する薬などの一括した調製。
- 注射薬をはじめ，無菌的に調製する必要のある薬を無菌製剤室で調製。
- 臨床研究に用いられる製剤の調製。

　製剤作成にあっては，材料の保管・容器類の滅菌などに留意し・安全性が確保されなければならない。無菌室では，中心静脈栄養（TPN）の混合調製や点眼薬などについても製剤部門の業務として行う。病院内注射製剤については安全性にいっそうの配慮が求められ，クリーンベンチなどの機材設置や「製剤業務基準」の策定も必要である。

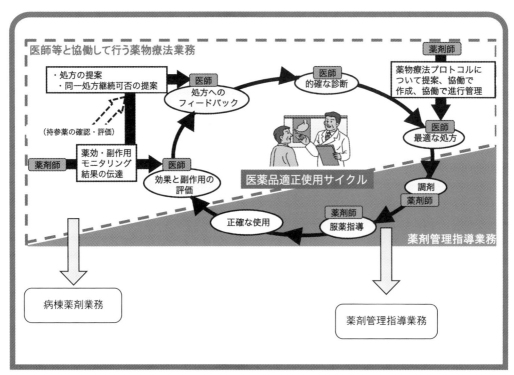

図５－24　病棟業務の内訳

出典）中央社会保険医療協議会総会（第189回）議事資料（総-5-2）「病院医療従事者の負担軽減について（その2）」を一部改変。

　　しかし，院内製剤による有害事象が発生した場合，「製造物責任法（PL法）」にて病院の責任が問われるため，近年では，できるかぎり市販品を使用する施設が多くなってきている。

（4）病 棟 業 務（図５－24）

　　病棟での活動に焦点を当てその内容を発展的に考えると，①病棟におけるリアルタイムな処方監査，②医師が決定した治療方針・治療薬に基づく患者の生理機能などに応じた投与量設定，③医薬品情報や学術論文を根拠とした，治療に困難を伴う症例に対する治療計画立案への参加，④薬物治療開始後の副作用防止と安全性確保，などの業務展開も考慮されるべきである（図５－25）。

1）薬剤管理指導

　　病棟における服薬指導・薬歴管理については，薬剤師がベッドサイドで入院患者への適正な薬物使用の指導を行うことが，1988年4月より「入院調剤技術基本料」として，保険点数が算定可能となった（図５－26）。それ以後，病院薬剤師の診療報酬上の評価が技術的な調剤行為のみであったものが，薬剤管理指導業務としての指導管理が評価されて認められたことになり，1994年に「薬剤管理指導料」に改定され，経済的にも増

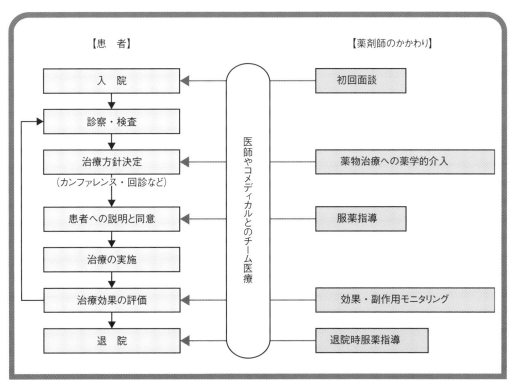

図5－25　治療方針の決定と薬剤師の介入プロセス

【患者】
- 入　院
- 診察・検査
- 治療方針決定（カンファレンス・回診など）
- 患者への説明と同意
- 治療の実施
- 治療効果の評価
- 退　院

医師やコメディカルとのチーム医療

【薬剤師のかかわり】
- 初回面談
- 薬物治療への薬学的介入
- 服薬指導
- 効果・副作用モニタリング
- 退院時服薬指導

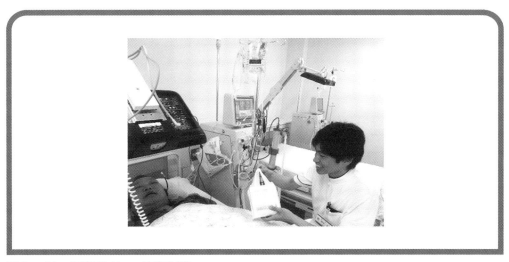

図5－26　透析患者への服薬指導

額された。さらに2008年4月の診療報酬改定では，有床診療所の入院患者に対しても算定できることとされ，対象患者の違いにより，以下の3つの区分に分類された。

　① 救命救急入院料等を算定している患者に対して行う場合（430点）。

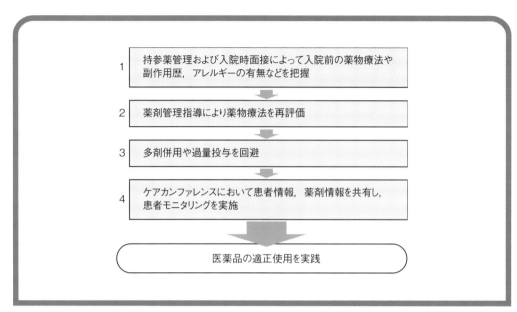

図5－27　入院時の持参薬管理と適正使用

② 特に安全管理が必要な医薬品が投薬または注射されている患者に対して行う場合（①に該当する場合を除き，380点）。

③ ①および②以外の患者に対して行う場合（325点）。

2016年4月の診療報酬改定により「病棟薬剤業務実施加算2」の新設に伴い①は削除された（②③の点数に変更はない）。なお，「中6日を空けて月4回まで算定可能」の条件から「中6日を空けて」の文言は撤廃された。

病院薬剤師は，患者ごとにプロブレムリストを立案し，POS概念（problem oriented system：問題解決志向）に基づき患者管理を実践している。

また，入院時には薬剤師が入院時面談を実施している施設が多く，図5－27に示すようなチェックを実施することで医薬品の適正使用に貢献している。

2）病棟薬剤業務

「病棟薬剤業務」は，従来実施されている「薬剤管理指導業務」とは別のものである。「病棟薬剤業務実施加算1」（週1回，120点）および「同実施加算2」（1日につき100点）が算定可能である。

医薬品の適正使用サイクルの中で，医師が処方するまでの上流部分が「病棟薬剤業務」，個別の患者にアプローチするのが「薬剤管理指導業務」である。「病棟薬剤業務実施加算」を受けるためには，1週間当たり20時間の病棟薬剤業務を実施する必要があり，「薬剤管理指導業務」を加えると，病棟担当薬剤師は，通常の勤務時間8時間のうちのほとんどの時間は病棟で業務をすることとなる。

2016年4月の診療報酬改定により，「病棟薬剤業務実施加算2」（1日につき）が新設

され，薬剤師の病棟業務への評価がさらに高まっている。また，同年には，表5－1に示す内容の「薬剤総合評価調整加算」（退院時1回100点）も新設されている。

表5－1　薬剤総合評価調整加算の内容

- 医薬品の投薬・注射状況の把握。
- 使用している医薬品の医薬品安全性情報などの把握および周知ならびに医療従事者からの相談応需。
- 入院時の持参薬の確認および服薬計画の提案。
- 2種以上（注射薬および内用薬を1種以上含む）の薬剤を同時に投与する場合における投与前の相互作用の確認。
- 患者等に対するハイリスク薬などにかかわる投与前の詳細な説明。
- 薬剤の投与に当たり，流量または投与量の計算などの実施。
- そのほか，必要に応じ，医政局通知（平成22年4月30日医政発0430第1号）で定める業務(3,6および8を除く)。

　また，薬剤管理指導や病棟薬剤業務において，薬剤変更等の提案により有害事象の危険を回避できた場合は，日本病院薬剤師会へ「プレアボイド報告書」を提出している（表5－2）。

表5－2　薬剤師が関与すべき薬物有害事象の概念

1. **未処方**：必要な薬物投与がなされていない。
2. **不適正選択**：適応薬があるにもかかわらず，不適切な薬剤が処方されている。
3. **過少投与**：薬物は適切であるが，明らかに過少投与である。
4. **未投与**：患者が処方薬を使用していない。
5. **過剰投与**：薬物は適切であるが，毒性発現があり，明らかに過剰投与である。
6. **副作用**：副作用が原因で，治療を要する問題が発生している。
7. **薬物相互作用**：複数の薬物併用により治療を要する問題が発生している。
8. **漫然的使用**：治療上，有用性が認められないのに，漫然と薬物投与を続けている。

（5）抗がん剤混合調剤業務

　がん治療は，外科的治療（手術），放射線治療，化学療法が中心となる。この3つの治療が単独で，あるいは併用されてがんの治療は進められる。

　病院内で使用される抗がん剤の調製（図5－28）は薬剤師が行うことで安全かつ迅速に提供され，さらに安全ながん化学療法の遂行のため薬剤管理指導業務（図5－29）を実施して，患者への安全で質の高いがん薬物療法の提供に寄与している（表5－3）。

　なお，抗がん剤は細胞毒性の強いものが多いため，暴露対策への関心が高まり，クローズドシステムやオンコセーフなどの概念が標準化され，抗がん剤のバイアル（注射剤を入れる容器）そのものや防具なども工夫されているため，無菌調製する薬剤師への健康被害対策も重要な課題である。

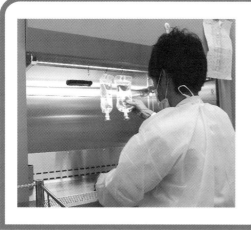 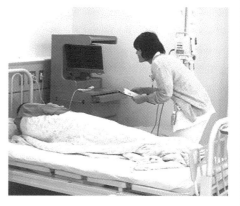

図5-28　抗がん剤のミキシング　　　図5-29　化学療法センターでの服薬指導

表5-3　がん化学療法にかかわる薬剤師の業務

●安全ながん化学療法のため
　・チームカンファレンスへの参加
　・エビデンスに基づいたレジメン*管理や検証
　・副作用回避のための支持療法の提案
　・投与量・スケジュールの確認
　・血液検査・B型肝炎ウイルスの確認
　・抗がん剤無菌調製

●安心な化学療法のために
　・患者への説明（外来・入院）
　・副作用のモニタリング，自覚症状や
　　血液検査等の確認
　・副作用対策の提案

＊レジメン：がん薬物療法での投与量，スケジュールなどの治療計画。

（6）医薬品情報（DI）業務

　医薬品を適正に使用するために医薬品に関する情報を収集・評価し，その情報を医師などの医療従事者や患者に提供することが主な業務内容である。

　医薬品の情報の発信では，定期的な情報発信と随時の情報発信を行っており，定期的な情報発信では月１回程度の割合で「DI室ニュース」，「添付文書改訂情報」（効能・効果改訂，用法・用量改訂，警告・禁忌・重大な副作用・使用上の注意の追加改訂など，名称は施設ごとに異なる）の作成を行い，薬剤審査委員会からの情報を院内に配信する。

　随時情報の発信としては，緊急安全性情報などの通知を発信する。緊急安全性情報を入手した際は，すみやかに当該薬剤処方医師に直接情報提供を行うなど対策の検討を行って院内に情報発信されている（図5-30）。

　また，医療従事者のみならず患者向けの情報なども提供している（図5-31）。

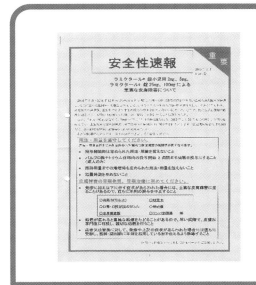

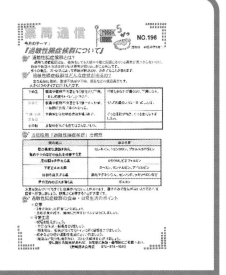

図5-30　安全性情報　　　　図5-31　患者向けパンフレット

（7）医薬品購入管理業務（図5-32）

医薬品の管理業務の基本は，品質にかかわる品質管理と，経済的な面を含めた在庫管理である。品質管理における薬剤師の責務はいうまでもないが，医療を取り巻く環境の変化から，現在ではコスト管理の重要性が増している。在庫金額を最小限に抑えるとともに，処方に対する不足薬を発生させないためにも医薬品の適正な購入管理，在庫管理，供給管理が厳しく求められている。

また，優れた管理下で製造された製品であっても，患者に投与されるまでの過程で品質が保証されなければ何にもならない。そのため，温度管理などを含めた医薬品管理における薬剤師の責任は重い。施設によっては，医薬品の供給を他の医療材料や一般管理物品と同様に物品管理センターなどの部門が行っているところもあるが，この場合も医薬品に関する知識を有する者が行うことが望ましい。

補給・購入管理の業務では，医薬品の補給・配置業務として，①薬局調剤の補給，②処置薬などの外来配置薬の補給，③注射薬の補給，④病棟配置薬の補給，⑤すべての医薬品材料を購入する業務がある。

医薬品の購入費用は多くの施設で支出項目の大勢を占めており，経営に大きく影響を与えている。近年，「診断群分類（DPC）」が導入された施設が多くなり，薬に関しても採用薬の安価な後発医薬品への切り替えを進めている施設が多くなってきた。DPC施設において，「薬はコストでしかない」ことは明白な事実である。後発医薬品係数は，2018年の診療報酬改定で「後発医薬品使用体制加算」の評価に置き換わった。2022年の改定では，後発品置換率の高い医療機関に重点を置いた評価になるよう基準が見直され，施設基準における置換率が各加算で5％ずつ引き上げられた（表5-4）。

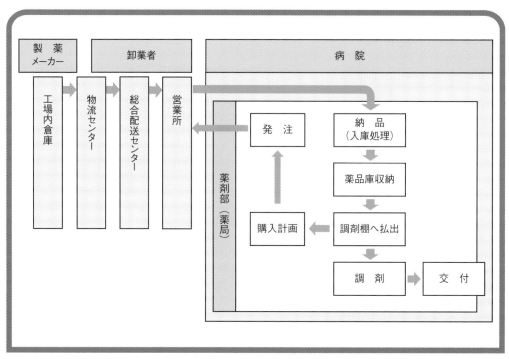

図5－32　医薬品購入の流れ

表5－4　後発医薬品使用体制加算

区　分		2022年3月末まで			2022年4月以降	
		後発品置換率	点　数		後発品置換率	点　数
後発医薬品使用体制加算*	1	85％以上	47点		90％以上	47点
	2	80％以上	42点		85％以上	42点
	3	70％以上	37点		75％以上	37点

＊加算取得のためには，カットオフ値50％以上等の施設基準をすべて満たすことが必要

　　一方，医薬品管理上，取り扱いに特別な注意を必要とするものがあり，「医薬品医療機器等法（医薬品，医療機器等の品質，有効性及び安全性の確保等に関する法律）」に加えて，「麻薬及び向精神薬取締法」，「覚醒剤取締法」により厳しく規制されている。麻薬の使途不明による紛失や破損時は，当該都道府県知事への事故届出が義務づけられている（表5－5，図5－33）。

表5－5　取扱いに特別な注意を必要とする
　　　　薬剤など

●医療用麻薬・覚醒剤原料の管理
　・厳重な保管のもとに，出納記録，在庫管理
●特定生物由来製品
　（輸血用血液製剤，血漿分画製剤など）
　・入庫・施用の記録・管理
　・管理簿は，20 年間の保管管理が義務

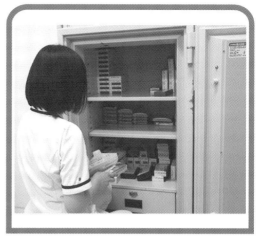

図5－33　麻薬金庫の保管状況

3 診療プロセスとチーム医療

　病院において薬剤師の能力を最大限に活用して，安全・安心な医療を提供するために
は,病棟への薬剤師の完全配置を進め,チーム医療を拡充・発展させることが必須である。
薬剤師が病棟に常駐することで，患者の病態や治療状況の詳細な理解にもとづき，さら
に種々の医薬品情報や患者の薬物血中濃度推移の解析結果などを考慮した処方提案が可
能となり，薬物療法の有効性，安全性が確保される。

　病院には，病棟以外にも感染制御や医療の質・安全管理といった，治療や環境のマネ
ジメントを行う多職種から構成されるさまざまなチームが存在するが，薬剤師はこうし
た病院機能の向上のためにも，職能を生かした活動を行うことが期待されている。

（1）カンファレンス，回診への同行

　中・大規模病院においては，チーム医療の中で仕事ができる臨床薬剤師の育成にも力
を入れている。例えば，感染制御チーム，栄養サポートチーム，褥瘡チーム，乳腺外科
チーム，腫瘍内科チーム，腎臓移植チーム，糖尿病チーム，緩和ケアチーム，肺がん治
療チーム，消化器オンコロジーチーム，循環器チーム，小児科チーム，血液内科チーム
などのチーム医療の一員として臨床薬剤師が活躍している。

　医師，看護師，その他医療スタッフとともに，各診療科で行われるカンファレンスや
病棟回診などに参加し，薬剤師として薬学的な観点から患者に最も安全で適切な医療を
提供できるように取り組んでいる（図5－34・35）。

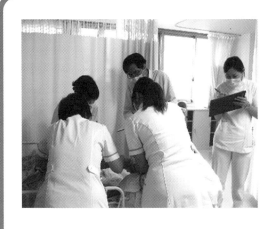
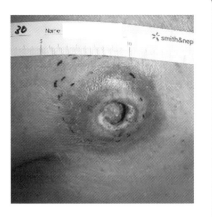

図5-34　褥瘡回診　　　　　　　　　　　　図5-35　褥瘡の状態

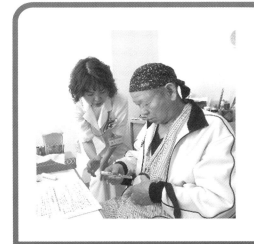
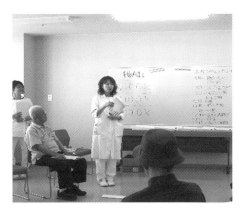

図5-36　インスリン自己注射指導　　　図5-37　糖尿病薬物療法指導

（2）患者集団指導

　　慢性疾患を有する患者にとって疾患や薬を知るなどの知識を得ることは，その後の治療成績に大きく影響することが知られている。例えば，糖尿病において「教育は，糖尿病治療にとって不可欠であり糖尿病患者を社会復帰させるために必須」とされ，集団指導が積極的に実施されている。薬剤師を含めた多職種〔糖尿病専門医，腎臓病専門医，薬剤師（糖尿病療養指導士を含む），看護師，フットケアナース，管理栄養士，理学療養士，臨床検査技師〕で患者教育が行われているが，薬剤師は「インスリンの自己注射」，「自己血糖測定器の手技指導」，「薬物療法」などを担当している（図5-36・37）。

（3）地域連携 (図5-38)

　「お薬手帳」は現在広く普及してきており，これにより近隣薬局との薬剤に関する情報連携を行っている。しかし，「お薬手帳」や「情報提供書」等のやり取りだけでなく，院外薬局薬剤師と病院薬剤師間の理解を深めるためには，合同研修会等の開催を通してお互い顔の見える関係になることが望ましい。

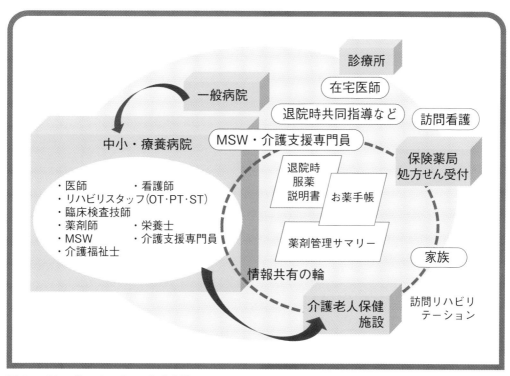

図5-38　薬にかかわる地域連携

4 今後の薬剤師像

1）薬剤部門の業務移行

　調剤業務を主たる業務としてきた病院薬剤師の業務は，医薬分業を契機として「物を見る薬剤師から人を見る薬剤師」へと，職能に対する価値観が急速に変化し，入院患者へのサービスへと移行し，現在にいたっている。今後は医療スタッフとの協働やチーム医療の推進といった観点から，薬剤師にはさらなる業務移行が望まれている。

2）薬剤師を積極的に活用することが可能な業務

① 薬剤の種類，投与量，投与方法，投与期間などの変更や検査のオーダについて，医師・薬剤師などにより事前に作成・合意されたプロトコールに基づき，専門的知見の活用を通じて，医師らと協働して実施すること。

② 薬剤選択，投与量，投与方法，投与期間などについて，医師に対し，積極的に処方を提案すること。

③ 薬物療法を受けている患者（在宅の患者を含む）に対し，薬学的管理（患者の副作用の状況の把握，服薬指導など）を行うこと。

④ 薬物の血中濃度や副作用のモニタリングなどに基づき，副作用の発現状況や有効性の確認を行うとともに，医師に対し，必要に応じて薬剤の変更などを提案すること。

⑤ 薬物療法の経過などを確認したうえで，医師に対し，前回の処方内容と同一の内容の処方を提案すること。

⑥ 外来化学療法を受けている患者に対し，医師らと協働してインフォームドコンセントを実施するとともに薬学的管理を行うこと。

⑦ 入院患者の持参薬の内容を確認したうえで，医師に対し，服薬計画を提案するなど，患者に対する薬学的管理を行うこと。

⑧ 定期的に患者の副作用の発現状況の確認などを行うため，処方内容を分割して調剤すること。

⑨ 抗がん剤などの適切な無菌調製を行うこと。

⑩ フィジカルアセスメント（体温測定，聴診器を用いた血圧測定など）の積極的導入により，通じた全身の観察，検査データの検証から副作用の早期発見などに寄与すること。

（厚生労働省医政局長通知（2010）「医療スタッフの協働・連携によるチーム医療の推進について」等から抜粋）

3）病院薬剤師への期待

病院薬剤師への期待は時代とともに変化し，今日では，「もはや迅速かつ正確な調剤ではなく，調剤に至るプロセスと調剤後の安心・安全の確保であり，医薬品の安全を含む薬事全般の安全管理責任者であること」と言っても過言ではない。そして，薬剤師の職能の本質である医薬品に関する「ジェネラリスト」であり，ときに「スペシャリスト」として，病院内外における多職種の医療・介護スタッフと協働で地域医療と介護，福祉にも貢献することがこれからの病院薬剤師に課せられた使命であると思われる。

栄養・給食部門　4

1　役割と機能

　栄養・給食部門の役割は大きく2つに大別される。ひとつは，病態・状態に適した安心・安全な食事という"モノ"のサービスを提供する「給食管理」，もうひとつは，栄養学的に患者を治療する「栄養管理」を行うことである。近年では前者を給食会社に委託し，後者の業務を病院の栄養・給食部門が主として担うことが増えてきている。

　現在の医療の中で，栄養療法は重要な治療のひとつとなっている。栄養補給法の進歩により，患者の栄養状態は改善され，そればかりでなく，基礎疾患を治療するうえでも，その重要性は高まってきている。そのため，管理栄養士の職能に対するニーズもより複雑化し，従来の生活習慣病などを中心とした慢性疾患における食事管理や食事指導はより高度化し，さらに，咀嚼能力の低下や嚥下障害，経口補給が困難で積極的な栄養補給が必要な患者への対応と，業務は大きく拡大されてきている。こうした患者の多くは，輸液と食事の併用，経腸栄養剤と食事の併用など，栄養補給法は単純ではなく，医師との栄養補給計画の検討，薬剤師との栄養組成・薬剤・輸液の検討，看護師との栄養投与時の下痢などの副作用についての情報交換や，患者のQOLの改善など，多くの問題を共有する必要がある。

　こうした中，管理栄養士は医師の指示に基づいた目標栄養量に沿って献立作成と調理を行い，「食事摂取基準」に示された基準量と献立のエネルギー・栄養素量を比較することによって行ってきた従来の"食事の栄養素管理"から業務を転換していくこととなる。すなわち，病棟に出向き，患者からの総合的な情報を収集して栄養状態の評価や食事内容の適切性，食事摂取量，栄養補給法についての検討をしていく，"患者の栄養管理"を主とした業務が，これからの栄養・給食部門の管理栄養士の役割となる。

（1）栄養管理

　入院患者の栄養状態については，新規入院患者では30%前後[1]，高齢入院患者においては30〜40%[2]が低栄養であるとの報告がある。入院患者の多くは低栄養状態にあることが予測される。

　さらに入院中は疾患や手術の影響，嗜好的な問題，絶食をはじめとする食事制限によって栄養摂取量が減少し，栄養状態がより低下することも考えられる。一方，低栄養ばかりではなく，入院前からの望ましくない食習慣や食事内容の偏りなどにより高栄養状態である場合もある。

つまり，高栄養・低栄養のどちらにも留意する必要があり，患者の個人の体格や疾患の状態に合わせたオーダーメイド治療ならぬ"オーダーメイド栄養療法"が必要となる。食事療法とは，制限ばかりではなく，必要に応じてエネルギーや栄養素をプラスすることである。例えば，褥瘡患者に対しエネルギー・たんぱく質を付加したり，アルギニン（アミノ酸の一種）を付加したりすることで創傷治癒を促進していく。その治療の武器として管理栄養士は薬ではなく食事や栄養補助食品を使うのである。

　栄養状態の評価は，食事の摂取量や採血データだけではなく，患者の活気や表情，皮膚や爪の状態，浮腫の状態，体重減少率などによる総合的な判断が必要である。そして，入院1週間以内に管理栄養士をはじめとする医師，看護師，その他の医療従事者が共同して，患者の栄養状態，摂食機能および食形態を考慮した「栄養管理計画書」を作成する。「栄養管理実施加算」は2012年診療報酬改定をもって「入院基本料」に包括化された。これは，入院した患者に対して適切な栄養管理をすることが重要もしくは当然であるとの見方がされたからである。

　ICUなどの集中治療領域においても，術後早期に栄養摂取を開始することで，術後合併症発生率が低下し，在院日数の減少が図れることなどが多く報告されている。

（2）給食管理

　入院時の食事は医学的管理のもと，患者自身の回復力を高め，疾病治療に資することを目的として，各個人の病状に合わせた適正な栄養量を提供するものである。また，おいしさや見た目なども栄養素の給与や食品衛生などと同様に，食事療法における重要な要素である。入院患者は食事が数少ない楽しみのひとつであることは忘れてはならない。そのため，献立の種類を多くし，さらに献立内容の選択も可能にすること，食堂で食事ができることなど，環境を向上させ食欲を増すような工夫が必要である。

　栄養・給食部門においては，食事提供は重要な収入源（図5－39）でもあり，摂食可能な患者に対して可能な限り食事提供することで経営面での貢献も可能である。

② 組織と業務内容

（1）病院における栄養・給食部門の位置づけ

　栄養・給食部門は，単に食事を提供する部門という捉え方であったため，以前は事務部門に属することも多かったが，現在は食事で治療を行う食事療法という考え方が確立されてきたこともあり，診療部門または副診療技術部門などに属することが多くなった（図5－1参照）。日本栄養士会の平成28年度全国病院栄養部門実態調査によると，全国2,866病院の回答において，組織内での位置づけは，病院直属12.7%，診療・診療協力部門が72.1%，事務部門が8.5%，その他およびなしが6.7%であった。

　所属する職員は，管理栄養士，栄養士，調理師，調理補助員，事務職員が主であり，

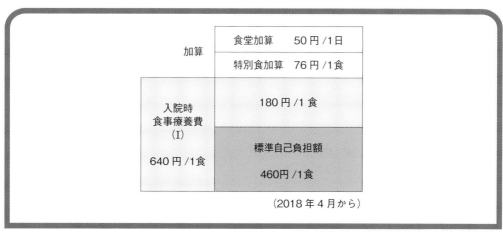

	食堂加算	50円/1日
加算	特別食加算	76円/1食

入院時食事療養費（I）640円/1食　180円/1食

標準自己負担額 460円/1食

（2018年4月から）

図5-39　食事療養の費用額

病院の特性・体制により各々の職員の構成人数は異なってくる。なお，「入院基本料」の算定条件として，常勤の管理栄養士を1名以上配置することが義務づけられている（有床診療所は非常勤でも可）。

（2）栄養・給食部門が提供する食事

　病院給食で提供される食事内容は，診療科や入院患者の年齢構成などにより大きく異なり，病院ごとに特徴がある。栄養・給食部門は診療部門と連携を取り，病院で提供されるべき食事内容について「食事せん規約」を作成する必要がある。実際に提供される食事は，患者の症状などに応じて医師の発行する食事せんに基づいて提供される。食事せんで決定される食事基準は「食種」で表される。食種は，特別なコントロールの必要のない「一般食」と治療の目的で供される「特別食」に分けられる（表5-6）。

　近年では，特別食加算を算定できないにもかかわらず，嚥下障害を有した患者に対する嚥下調整食を提供している病院も増えてきている。嚥下調整食については，日本摂食嚥下リハビリテーション学会が定める「嚥下調整食学会分類2013」や「嚥下ピラミッド」などを参考にし，摂食機能の段階に応じた食種を設定している施設が多くみられる。

（3）栄養・給食部門の業務内容

　栄養・給食部門の具体的な業務内容を，以下に示す。
① 入院患者の栄養評価および栄養管理計画の作成。
② 病棟における患者訪問による摂食状況の把握と嗜好などの情報収集。
③ 身体的な栄養状態の評価。
④ 経腸栄養プランの作成・提案。
⑤ 栄養指導（入院・外来）。

表5-6 食 種

一般食	常 食	• 揚げ物や根菜類なども含め，特に制限のない食事 • かむことに問題のない普通食摂取可能な患者を対象とする
	軟菜食	• 食べやすい硬さに調製して調理された食事 • 常食と比べて，硬い食品は使用しない
	極軟菜食	• かむのに力を要しない，軟らかく調製された食事 • 野菜は葉先などの繊維の少ない場所を使用
	ペースト （ミキサー）	• 咀嚼に問題のある患者に提供する，形のないペースト状の食事 • とろみ調整食品により，粘度調整されている
	流動食	• 液体状のもので構成される，残渣のない食事 • 主食は重湯
特別食	加算食	腎臓病食，肝臓病食，糖尿病食，胃潰瘍食，貧血食，膵臓病食，脂質異常症食，てんかん食，痛風食，フェニルケトン尿症食，メープルシロップ尿症食，ホモシスチン尿症食など
	非加算食	加算食以外の治療食，検査食および離乳食

⑥ 各種チーム医療に参画（NST 委員会，糖尿病委員会，褥瘡対策委員会，摂食嚥下チームなど）。

⑦ 医師の発行する食事せんに基づく食事内容の決定。

⑧ 献立作成。

⑨ 食材の発注・検収，保存。

⑩ 調理，盛り付け，配膳，下膳，食器洗浄。

⑪ 調理機器の管理。

⑫ 残食調査。

⑬ 嗜好調査（1 回 / 年以上）。

⑭ 栄養管理委員会の運営。

⑮ 検食。

　栄養・給食部門では，衛生管理の徹底された安全な食事を時間通りに提供することが最低限必要なことである。そのうえで，残食調査や嗜好調査，栄養管理委員会などで食事内容の見直しを行い，給食の質をつねに念頭に入れて業務を行っている。ただ食事を提供するだけでなく，食べてもらうことが一番重要なことであるため，食欲を誘う盛り付け，味付けも求められている。さらに，病院における食事の提供は，量的・視覚的・味覚的な体験を通した患者への栄養教育という側面・役割もあると認識しなければならない。

3 治療のプロセスとチーム医療

　患者の入院時に医師は，栄養投与の経路・内容を体格，疾患などの状態より決定し，その内容に適した食事内容を選択して，栄養・給食部門に食事せん，オーダリングシステム，電子カルテシステムなどにより伝える。

　提供された食事の摂食量は，患者ごとに確認され，必要に応じて水分量も管理される。

　栄養管理は入院した時点から開始し，入院時におけるスクリーニング，アセスメントはより良い治療を提供するうえで重要な役割を果たす。

（1）栄養スクリーニング，栄養アセスメント

　入院時および必要に応じて多職種が協働し，患者の栄養スクリーニング，栄養アセスメントを実施する。

　栄養スクリーニングには SGA（subjective global assessment：主観的包括的評価）や，英国静脈経腸学会により提唱された MUST（malnutrition universal screening tool），高齢者用の MNA®（mini nutritional assessment）などが多く使用されている。栄養障害に対する栄養スクリーニングは栄養管理の第一歩であり，これにより患者にさらに詳細な栄養アセスメントが必要なのか，栄養学的障害リスクにあるのかを判断することになる。またスクリーニング法は簡単で迅速に実施でき，かつ栄養障害患者の検出感度ができるだけ高いことが要求される。

　栄養アセスメントは患者の病歴に加え，体重変化，食事摂取量の変化，消化器症状や

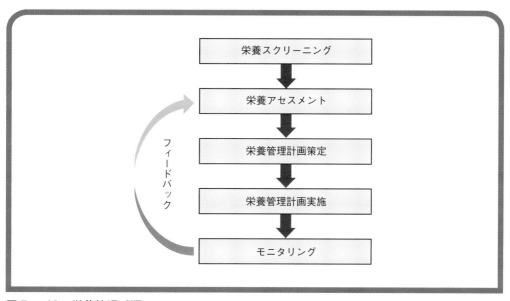

図5－40　栄養管理手順

浮腫などの栄養不良の徴候データ，身体計測，血液生化学検査の結果などを用いて行う。重症患者においては体液バランスの変化，輸液の影響を受けるため，正確な評価は難しくなる。栄養アセスメントは定期的に再評価し，新たな治療計画を策定する必要がある（図 5 - 40）。

（2）栄養サポートチーム（nutrition support team：NST）との連携

　2010 年の診療報酬改定時より「栄養サポートチーム加算」の算定が実施されている。栄養サポートチーム加算は栄養障害の状態にある患者や栄養管理をしなければ栄養障害の状態になることが見込まれている患者に対し，患者の生活の質の向上，原疾患の治癒促進および感染症などの合併症予防を目的として，栄養管理にかかわる専門的知識を有した多職種からなるチームが診療することを評価したものである。

　加算には常勤の医師，看護師，薬剤師，管理栄養士の 4 職種でチームに参加し，うち 1 職種は専従となることが条件となっている。専従には管理栄養士がなることが多い。そのほか，チームには歯科医師，歯科衛生士，臨床検査技師，理学療法士，作業療法士，言語聴覚士が配置されていることが望ましいとされている。

　NST はカンファレンスや回診だけでなく，職員向けの勉強会の開催，各種栄養に関するマニュアル整備などの教育・知識の伝達の役割も担っている。

（3）その他のチームとの連携

　近年は，おのおのの専門職種だけでなく，多職種共同でカンファレンスを行い，チームで治療方法について議論し，より良い治療を行っていく総合的な診療が推し進められている。栄養・給食部門としても，NST だけでなく，褥瘡対策チーム，摂食嚥下チーム，呼吸器チーム，感染対策チーム，緩和ケアチーム，糖尿病チームなどの各チームへ積極的に参加している。各チームの活動に参加することで，他の職種との病棟でのコミュニケーションもとりやすくなり，多方面からの患者の評価が可能となる。

（4）栄養管理終了時，退院・転院時などの情報提供

　栄養管理終了後も継続して食事摂取などができるように，本人や家族に対する退院時指導や外来栄養指導でのフォローが重要である。今後の医療体制の改革の中では，在宅医療や地域内での包括的な治療が特に重要となってくる。そのため，院内での管理で終わるのではなく，転院先でも継続して栄養管理していくことができるように，栄養サマリーなどの情報提供を行う必要がある。栄養・給食部門では特に，施設・病院間での食事内容の統一や共有が今後求められる。

管理栄養士としてのやりがいは食事が食べられなかった患者が食べられるようになったり，提供される食事をおいしいと言ってもらえたり，栄養指導の影響で病態のコントロールが改善したりすることです。1日があわただしく過ぎていくなかで，患者の笑顔や感謝の声が聞くことができるのは何よりの報酬です。

臨床試験センター　5

（1）臨床研究，臨床試験，治験

臨床研究……人を対象として行われる医学系研究。

臨床試験……患者や健常人を対象とした治療を兼ねた試験。

治　　　験……厚生労働省から新薬や新規医療機器の製造販売の承認を得るために行われる臨床試験。

図5－41に示すように，臨床研究の中に臨床試験が含まれ，臨床試験の中に治験が含まれる。

（2）治　　　験

治験とは，医薬品もしくは医療機器の製造販売に関して，「医薬品医療機器等法」上の承認を得るために行われる臨床試験のことである。もともとは，「治療の臨床試験」の略であるという。治験で使用される薬のことを，「治験薬」と呼んでおり，ひとつの新しい薬が誕生するまでには，いくつかの段階を経なければならない。

まず，薬の基となる物質を見つけ出し，動物実験によって，その薬の効果や副作用について確認を行う。そこで問題がなければ，実際に治験が開始されるが，治験は一般的に3つの相（段階）に分かれている（図5－42）。それらが終了すると，製薬会社は得られた結果をまとめて国（厚生労働省）へ提出し，薬として効果があり，安全性に問題がないかの審査を受けることになる。そして，国から承認が得られてはじめて，多くの患者に使用可能となる。

治験では，GCP（good clinical practice：医薬品の臨床試験の実施の基準）というルールを遵守して実施することが必要であり，GCPでは治験を実施する医療機関や，治験を依頼する製薬会社の人の役割や業務などが詳細に決められている。

医療機関で治験を実施する際は，IRB（institutional review board：治験審査委員会）に，行われる治験が倫理的・科学的に妥当なものか，その医療機関で実施することが適

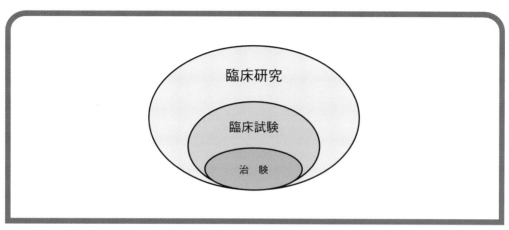

図5−41　臨床研究，臨床試験，治験の関係

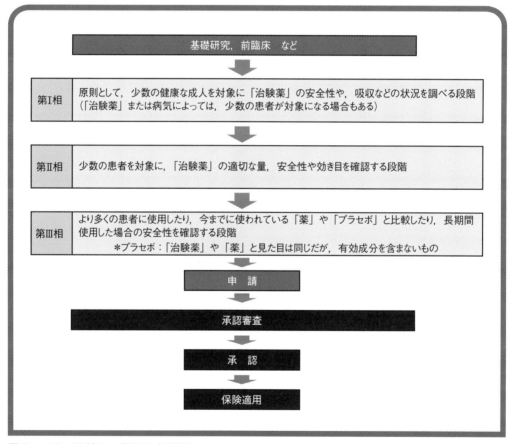

図5−42　治験の一般的な各段階

当かどうかなどの審査を依頼し，事前に承認を得る必要がある。

治験に参加している患者を被験者と呼ぶが，その被験者の参加のメリット・デメリットを表5－7に示した。

表5－7　治験における被験者のメリットとデメリット

●参加のメリット
- 通常より詳しい検査や診察が受けられる。
- 新薬をいちはやく服用できる可能性がある。
- 病気で苦しむ患者の治療に役立つ新しい薬を誕生させるという社会貢献ができる。
- 治験薬を服用している間は，保険外併用療養費制度が適応され，治験を受けている医療機関で行われる検査や画像診断などの費用が安くなることがある（ただし，診察代やその他のくすり代は，通常通り健康保険での支払いとなる）。
- 治験で決められた来院日には負担軽減費（一般的に 7,000 ～ 10,000 円）が製薬会社から支給される。

●参加のデメリット
- 安全性や効果を確認するため，通常より来院回数が増える可能性がある。
- 薬の服用や日常生活において守らなければならないことがある。
- まだ知られていない副作用が起きる可能性がある。

（3）CRC

CRC（clinical research coordinator：治験もしくは臨床試験コーディネーター）とは，治験業務の円滑な進行と運営を支援する存在である。治験を実施する医療機関において被験者（治験参加者）・医師・治験依頼者（製薬会社）間に立つ調整役であり，治験に関する医学的な判断を伴わない業務全般にかかわる（図5－43）。

なお，日本では看護師，薬剤師，臨床検査技師の資格を持った CRC が大半を占めている。CRC の主な業務としては，治験受託・実施前の準備・打ち合わせ，治験候補患者のスクリーニング，同意説明の補助，被験者の来院時の対応，来院スケジュールの管理，治験薬の服薬指導，治験書類の作成補助・管理，症例報告書の作成補助・パソコンへのデータ転記入力作業，製薬会社の担当者との連絡・来院時の対応など多岐にわたっている。また，院内のさまざまな病院スタッフの協力を得て，治験が滞りなく実施できるよう調整を行っている。

そのほか，CRC は治験だけでなく，臨床試験や臨床研究にも関与し，それらの適切な実施をサポートしている。それらは，治験以外の臨床試験や臨床研究実施のルールである倫理指針を遵守して行われ，倫理審査委員会の審査を受け承認されてから実施する必要がある。

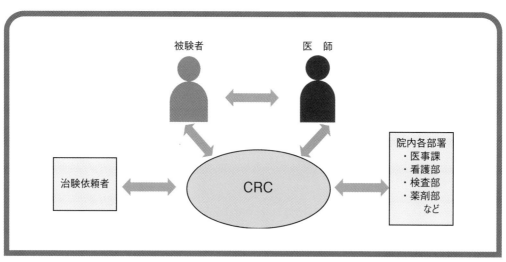

図5－43　治験実施の調整役としてのCRC

引 用 文 献

1）　鞍田三貴, 今西健二, 辻仲利政（2002）「入院患者の栄養状態に占める低栄養患者の割合」静脈経腸栄養,
17（4）, pp.77〜82

2）　杉山みち子, 斉藤正身, 加藤隆正ほか（1996）「高齢者のエネルギー代謝ならびに低栄養状態の評価」,
栄養―評価と治療, 13（4）, pp.389〜395

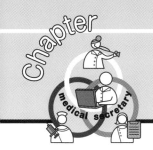

6 事務部門

事務部門の特徴と職員の資質 ①

　病院の事務部門というと医療事務業務の印象が非常に強いが，それだけではなく，一般企業などと同じような，総務，企画，人事，会計，購買，施設管理などの業務，また，医療情報の管理，そして患者の情報を地域の医療機関と相互にやりとりする業務など，幅広い仕事を行っている。

　これらの業務を分類すると，患者の来院から診療・検査などの受診を経て一連の医療提供プロセスに対して支援を行う「医療支援系」の事務と，病院運営のために必要な各種事務処理を行うとともに，経営企画や事業計画を立案するなどの「運営管理系」の事務の2つに大きく分かれる。

1 資格に基づかない業務

　病院では，医療にかかわるほとんどの職員は国家資格を有しており，その資格に基づいて業務を行っているが，事務部門においては特に資格などは必要とされていない。医療相談に携わる MSW が「社会福祉士」の資格（p.91 参照）を必要とする以外は，無資格者がほとんどである。ただし，一部には「診療情報管理士」，「医療秘書」などの医療事務にかかわる民間資格をもつ職員もいる。

　とはいえ，医療機関である以上，「医療法」をはじめ，「健康保険法」，「国民健康保険法」などの保険関連の法律に基づいた業務提供を行う必要があるため，これらの医療にかかわる法令等に関する知識を習得する必要がある（表6－1）。

　医事課においては，「健康保険法」や「保険医療機関及び保険医療養担当規則」をはじめ，老人医療や公費制度など，複雑な現在の医療保険関連の法律の内容を確実に理解し，的確かつスピーディに診療報酬請求事務を行えることが求められる。

　また，人事課・総務課においては，「労働基準法」をはじめ，「労働安全衛生法」，「職業安定法」，「育児・介護休業法（育児休業，介護休業等育児又は家族介護を行う労働者の福祉に関する法律）」などを十分理解して，採用から退職までの雇用管理に努める必要がある。

　病院のIT化は1970年代のいわゆるレセコンに始まり，PACS（p.111 参照）・電子カルテと進み，医療におけるIT化は着々と進んでいる。それに伴い，医療情報管理室やシステム管理室が設置され，単なるカルテの電子化だけではなく，蓄積された診療情報

表6-1　医療関連法規一覧

●医療提供に関連する法律
【医療職種に関連する法律】 ・医師法　　　・歯科医師法　　・薬剤師法　　　・保健師助産師看護師法 ・看護師等の人材確保の促進に関する法律　　　・栄養士法　　・診療放射線技師法 ・歯科衛生士法　　・歯科技工士法　　・臨床検査技師等に関する法律 ・理学療法士及び作業療法士法　　・言語聴覚士法　　・視能訓練士法　　・臨床工学技士法 ・義肢装具士法　　・救急救命士法 ・あん摩マツサージ指圧師，はり師，きゆう師等に関する法律　　　・柔道整復師法 【医療施設に関連する法律】 ・医療法
●医療保険および年金保険に関連する法律
・健康保険法　　・国民健康保険法　　・厚生年金保険法　　　・船員保険法 ・国家公務員共済組合法　　・地方公務員等共済組合法
●労働に関連する法律
・労働基準法　　・労働安全衛生法　　・労働者災害補償保険法　　　・雇用保険法 ・雇用の分野における男女の均等な機会及び待遇の確保等に関する法律（男女雇用機会均等法） ・育児休業，介護休業等育児又は家族介護を行う労働者の福祉に関する法律（育児・介護休業法）
●医薬品・食品に関連する法律
【医薬品に関連する法律】 ・医薬品，医療機器等の品質，有効性及び安全性の確保に関する法律　　・薬剤師法 ・麻薬及び向精神薬取締法　　・大麻取締法　　・あへん法　　・覚醒剤取締法 ・毒物及び劇物取締法　　・安全な血液製剤の安定供給の確保等に関する法律 ・独立行政法人医薬品医療機器総合機構法 【食品に関連する法律】 ・食品安全基本法　　・食品衛生法　　・有害物質を含有する家庭用品の規制に関する法律
●高齢者に関連する法律
・高齢者の医療の確保に関する法律　　・介護保険法　　・老人福祉法 ・高齢者虐待の防止，高齢者の養護者に対する支援等に関する法律
●社会福祉および障害者に関連する法律
【社会福祉に関連する法律】 ・社会福祉法　　・生活保護法　　・社会福祉士及び介護福祉士法 【障害者に関連する法律】 ・障害者基本法 ・障害者の日常生活及び社会生活を総合的に支援するための法律（障害者総合支援法） ・身体障害者福祉法　　・知的障害者福祉法　　・精神保健及び精神障害者福祉に関する法律
●疾病予防・健康増進に関連する法律
・健康増進法　　・地域保健法　　・感染症の予防及び感染症の患者に対する医療に関する法律 ・予防接種法　　・新型インフルエンザ等対策特別措置法 ・がん対策基本法　　・臓器の移植に関する法律
●母子に関連する法律
・母子保健法　　・母体保護法　　・児童福祉法　　・母子及び父子並びに寡婦福祉法 ・配偶者からの暴力の防止及び被害者の保護等に関する法律　　・児童虐待の防止等に関する法律
●その他医療に関連する法律
・廃棄物の処理及び清掃に関する法律　　・個人情報の保護に関する法律（個人情報保護法）

からデータを分析し，病院経営に有益な情報を提供するようになった。

　今後は，資格をもたない事務職員が，激変する医療界に対応すべく設置されつつある経営企画室などで活躍する機会が増えるであろう。

2 事務職員に求められる資質

　病院で最初と最後に患者と対応するのは医事課の事務職員である。その意味では“病院の顔”と言っていいであろう。受付の対応によって病院の評価・印象が決まるといっても過言ではない。したがって，患者の苦痛や気持を察することができる資質が必要である。

　何の方策もなしに医療収入が伸び，病院経営が成り立っていた時代とは違い，現在は診療報酬も大幅なプラス改定は望めず，病院経営にとって厳しい時代になっている。医療機関といえども利益が出なければ質の高い医療を継続的に維持することはできない。経営者・管理者（理事長・院長）に助言ができる幅広い知識が必要となってくる。

　例えば，毎年行われる診療報酬の改定に伴う施設基準の見直し，薬品・診療材料などの価格改定交渉に迅速に対応すること，また医師・看護師などが働きやすい環境を整備することも事務部門の大きな役割である。

「医療支援系」事務部門の役割と機能 2

　前述のとおり，医療機関の事務部門は大きく「医療支援系」と「運営管理系」に分類することができる。医療支援系に分類される事務部門としては，医事課，地域連携・相談室，医師事務作業補助室，診療情報管理室があげられる。ここでは，これらの部署について解説する。

1 医 事 課

　医事課とは「医療事務」を担う部署であり，業務は多岐にわたり，患者の受付および会計ならびに診療報酬請求業務や情報収集・発信を行う。管理者にあっては，各種統計業務，売上・債権管理や各種法令遵守管理など多様な業務を行う。簡単に言えば“あれも，これも，何でも”行って，病院運営に携わる部署が医事課である。

　医療制度が激変する時代にあって，医療事務部門の役割と重要度が高くなりつつあり，医療機関の“カネ（金）”と情報の流れを司る組織の中枢に位置し，病院経営を担う部門である。

（1）外 来 業 務

　　受付窓口応対，外線ならびに内線電話応対，各種事務処理，診療報酬計算，会計における金銭授受を主に行う。その守備範囲は非常に広く，高度な知識を必要とすることは言うまでもない。

1）受　　付

　　受付窓口の応対は，規模にもよるが，業務委託している医療機関もある。受付では，患者の主訴に合わせた適切な診療科への案内，各種保険制度の説明と案内および保険証の確認，各関係部署との連携，ときには患者からのクレーム応対も必要となる。ここでひとつ間違えれば，患者の不利益に直結するため，重要な役割を担っている。

　　受付は医事課員にとって，とても難関な業務であり，接遇力はもちろん，知識と経験が必要とされ，ベテラン職員の配置が望ましい。

2）電 話 応 対

　　電話応対も，規模によって電話交換士を雇用している医療機関も多いが，医事課職員の応対も必至である。これもまた，難関な業務であり，問い合わせに対する適切な案内，適切な部署への取り次ぎ，クレーム対応など，さまざまである。メラビアンの法則で言われるように，第一印象のほとんどが視覚情報に拠っているにもかかわらず，視覚情報なしで好印象を与える応対の難しさ，求められる接遇は窓口対応よりも難しい。

　　　　＊メラビアンの法則：米国の心理学者メラビアン（Mehrabian, A.）が提唱した。人の第一印象は初対面時の3〜5秒で決まり，人物を認識する情報の割合は，視覚情報（見た目，表情，しぐさ，視線など）55％，聴覚情報（声の質，話す速さ，声の大きさ，口調など）38％，言語情報（言葉そのものの意味，話の内容など）7％とされる。

3）各種事務処理業務

　　各種事務処理業務は，事故，労災，健診，統計などの書類作成が主となる。これらのほとんどが，売上に直結するため，"数字"の強さと一般事務能力も必要となる。

　　診療報酬請求業務については後述する。

（2）入 院 業 務

　　規模により業務内容は異なるが，入院受付，入院ベッドコントロール，入院会計など，患者の入院から退院までの事務的業務を行う。

　　外来診療や救急診療にて，担当医により入院が必要と判断されたあと，入院諸手続きについての案内を行うが，このとき，あわせて保険制度の説明も行う。患者の金銭的負担を軽減させる目的で「高額医療費制度」の説明も行うが，これらの説明を受けた生活に困窮している患者から，支払い相談を受けることもしばしばある。救急搬送後に緊急入院の必要性を認められた患者の中には無保険の患者もおり，その場合，生活状況の把握から今後の国民健康保険への加入手続き，生活保護の申請などあらゆる視点から調整し，医療相談室との連携で患者の負担軽減に努めることとなる。

入院会計では，あらかじめ準備された，その日の退院患者の請求内容を再確認後，請求書を発行し入院会計を行う。また，翌日以降の退院患者の請求準備も同時に行う。それらは，「入院医療費概算額」としてあらかじめ患者に説明される。

手術その他の高額治療を受けた患者の診療報酬請求は容易ではない。医事会計システムを使って計算するのだが，短時間で計算を終えられるものではない。このことから，退院患者の請求準備は前もって行っておく必要がある。急な退院連絡が起こらないよう，医師をはじめとしたチーム連携や病棟運用が重要となる。

（3）診療報酬請求業務

作成したレセプトを「社会保険診療報酬支払基金」や「国民健康保険団体連合会」へ提出し，支払機関より診療報酬が支払われる（図1－7参照）。レセプトとは，保険医療機関が保険者へ医療費を請求する明細書のことをいい，毎月10日に支払機関へレセプトを提出しなければならない。そのため，毎月1～10日までは，前月分のレセプト作成のため多忙な期間となる。

1）外来レセプト

外来レセプトでは，投薬された薬剤の適応疾患がレセプトに傷病名として記録されているか，施された処置に対する傷病名は記録されているか，局所麻酔で施行された創傷処理（縫合術）に局所麻酔剤の請求漏れがないかなど，あらゆる事項を点検する。薬剤の適応疾患がレセプトに記録されていなければ，審査機関から査定を受けて診療報酬は支払われず，また麻酔を施行しているにもかかわらず局所麻酔剤が漏れていれば，当然請求漏れとして損失を被る。これらの事態を招かぬよう，レセプトを点検・作成する。また，レセプト点検は医師も行うため，医事課員により点検されたレセプトの傷病名漏れやカルテから読み取れない診療内容などは，医師との連携により仕上げていく。

2）入院レセプト

外来レセプトに比し，入院レセプトはより複雑である。「急性期入院医療の診断群分類に基づく1日あたりの包括支払い方式」いわゆる「DPC/PDPS」と，「診療報酬点数表に基づいた出来高払い方式」を用いる場合に分かれる。

DPC/PDPSとは，2003年4月に特定機能病院（大学病院本院など当時82施設）から導入された日本独自の急性期疾患（入院1日単位）の包括支払い方式である。一方，「診療報酬点数表に基づいた出来高払い方式」は，ひとつひとつの診療行為が点数化され，それらを積み上げた点数で請求する方式である。医療機関によって，DPC/PDPS対象病院か，そうでないかが異なるが，ここでは，DPC/PDPS病院を例に解説する。

ICD-10に基づき「医療資源を最も投入した傷病名」により決定された傷病名が正しいか入院主治医にあらかじめ確認する。くも膜下出血の患者を例にとると，非外傷性くも膜下出血（I 60）に対し，外傷によるくも膜下出血は（S 06.6）となり，外傷と非外傷性を明確にしなければならず，また"中大脳動脈瘤破裂によるくも膜下出血（I 60.1）"

などと，破裂脳動脈瘤の部位も明らかにする必要もある。さらに，その分類に対してどのような手術や処置等が行われたか，またどのような「定義副傷病名」が存在したかを明らかにし，14桁の診断群分類をコーディングし，ようやく患者請求となる。

　これらの点検を行うのが入院レセプト業務のひとつで，そのほか，外来同様にレセプトに表記される診療行為に対する適応疾患が，レセプトに傷病名として記録されているかなどを確認する。

　　＊ ICD-10：国際疾病分類〔第10版〕（2013年改訂）のこと。ICDならびにDPC/PDPSの詳細については，本シリーズ⑥『DPCの実際』を参照願いたい。

（4）売上・債権管理業務

　医事業務の重要な役割として，売上・債権管理業務がある。一部負担金など日々の現金売上の集計と管理，診療報酬明細書いわゆるレセプト提出から入金までの債権管理を行う。保留・再請求レセプトなどを把握し，未収金計上を行う。また，患者一部負担金の未収金状況を把握するとともに回収努力を行わなければならない。これは，病院経営に直接影響を及ぼす重要な事項である。

　日々の現金売上の集計と管理は，会計窓口や自動精算機において患者が支払った現金を集計する業務であるが，医事会計システム上の売上と現金の確認を行わなければならない。金銭授受誤りや現金事故を防止する目的で，この確認作業を時間帯ごとに集計する医療機関が多い。一部負担金の支払い方法としては，現金のほか，クレジットカードや振り込みもあり，これらの確認作業も必要となる。

　月間では，診療報酬請求期間が終わると同時に，各種売上計上の業務を行う。前月のレセプト売上，事故，労災，健診やワクチンなどその他各種があり，前月末時点の未収金計上もそのひとつである。これらが，経理課で統合され，月の損益が算出される。

（5）患者一部負担金未収金回収業務

　医業未収金は現場の医療機関を悩ませている問題のひとつである。医業未収金は，まずは発生させないことを第一とするが，発生してしまうことは避けられない。その場合，すみやかに回収努力をしなければならない。医業未収金の債権は3年で時効となり，不良債権になる前に回収する必要がある。医療機関ごとに未収金対策が図られている。

（6）その他の業務
1）公費負担医療サービスにかかわる業務

　上記に付随しては，表6-2に主な根拠法を示した公費負担医療制度による医療サービスにかかわる業務もある。

　最も多いのが，生活保護法による医療扶助で，困窮のため最低限度の生活を維持することのできない者に対して医療の給付を行うものである。この医療扶助は，各市町村を

担当する福祉事務所が，生活保護法による指定を受けた医療機関に委託して行っている。医療の委託から診療報酬の支払までの流れを図6－1に示した。

　自治体の予算で行われる公費負担医療には，妊婦健診や乳幼児健診，予防接種，乳がん検診を含む各種がん検診がある。これらの医療サービスは，自治体が発行する「受診券」に基づき行われ，請求は自治体ごとに集約して行い，入金確認までの管理を行う。

表6－2　主な医療費公費負担制度の根拠法

- 高齢者の医療の確保に関する法律
- 戦傷病者特別援護法
- 原子爆弾被爆者に対する援護に関する法律
- 感染症の予防及び感染症の患者に対する医療に関する法律
- 障害者総合支援法（育成医療，更生医療および精神通院医療）
- 身体障害者福祉法
- 精神保健及び精神障害者福祉に関する法律
- 生活保護法
- 中国残留邦人等の円滑な帰国の促進並びに永住帰国した中国残留邦人等及び特定配偶者の自立の支援に関する法律
- 児童福祉法（小児慢性特定疾病対策および入院助産）
- 母子保健法（養育医療）
- 特定疾患治療研究事業
- 難病の患者に対する医療等に関する法律
- 肝炎治療特別促進事業
- 学校保健安全法
- 公害健康被害の補償等に関する法律

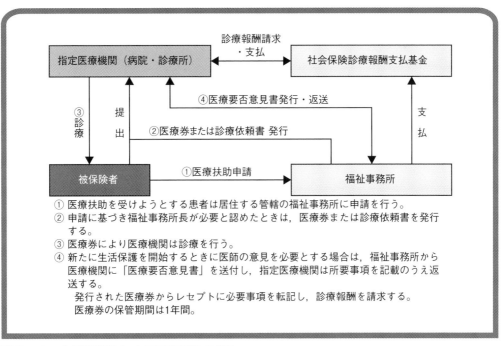

① 医療扶助を受けようとする患者は居住する管轄の福祉事務所に申請を行う。
② 申請に基づき福祉事務所長が必要と認めたときは，医療券または診療依頼書を発行する。
③ 医療券により医療機関は診療を行う。
④ 新たに生活保護を開始するときに医師の意見を必要とする場合は，福祉事務所から医療機関に「医療要否意見書」を送付し，指定医療機関は所要事項を記載のうえ返送する。
　発行された医療券からレセプトに必要事項を転記し，診療報酬を請求する。
　医療券の保管期間は1年間。

図6－1　生活保護法による医療扶助の流れ

2）健康診断，人間ドックにかかわる業務

　　健康診断，人間ドックも医療機関では重要な収入源であり，独立した健診センターを設置したり健診車を保有して，院外健診に積極的に取り組んでいる医療機関もみられる。労働安全衛生法で定められている定期健康診断や脳ドック・心臓ドック・PET 検診（がん検診）など，各医療機関ではさまざまな健診の種類や料金設定がなされている。

　　健診においては各企業・自治体，健康保険組合などの各種団体と委託契約を結んだり，請求事務を行う。健診センターなどで独立している場合は，単独で業務を行っている。小規模な医療機関の多くでは，医事課の健診・ドック担当者が事務処理を行っている。

3）労災保険にかかわる業務

　　労災保険（労働者災害補償保険）とは「労働者災害補償保険法」に基づき，業務中や通勤の際のケガや病気に対して保険給付を行う制度である。労働者が業務上の負傷や病気で治療（療養）を必要とする場合は，「療養補償給付たる療養の給付請求書」（様式第5 号）で請求を行い，通勤災害により負傷または病気にかかって治療を必要とする場合は，「療養給付たる療養の給付請求書」（様式第 16 号の 3）で請求を行う。

　　診療報酬請求については，労災保険独自の金額設定があり，別に担当者を決めて管理する必要がある。

4）文書の作成業務

　　診断書および証明書など文書の受付・作成業務については，入院保険金請求のための「入院証明書」，業務外の傷病のために会社を休んだための「傷病手当金支給申請書」など，さまざまな文書作成に対応する必要がある。文書受付窓口を設けて対応している医療機関もある。診断書・入院証明書などを医師が作成するのには時間を要するので，医師事務作業補助者を配置活用して，医師の業務負担軽減を図り，作成時間を短縮し，患者サービスにつなげている。

5）経営資源の分析，適時調査への対応，情報収集など

　　各種医療統計の集計分析，診療報酬の減点・返戻（へんれい）の対策を行っている。さらに，レセプト委員会などを設置して，医師をまじえて査定の対策や DPC の分析を行っている病院もある。後述する経営企画室が，医事課や診療情報管理室からのデータを利用し，経営対策に役立てており，非常に重要な仕事である。

　　重要な業務に，厚生労働省の施設基準にかかわる「適時調査」への対応がある。適時調査とは，厚生労働省へ提出されている施設基準の要件が実際に満たされているかを調査されることである。必要人員の確保や各種委員会の開催など，総務課と連携をとり，ふだんから準備しておく必要がある。

　　また，診療報酬が改定される年度には，日本病院会・医師会などの各種団体が行う改定にかかわる説明会に出席して情報収集を行い，改定の変更点を理解する必要がある。その後，改定に向けての院内調整を行い，電子カルテの改定準備の指示や，医師・看護部など病院幹部に対する説明会を開催する。

始業は午前8時30分。始業とともに医事課朝礼が行われます。受付窓口には毎朝，「われ先に！」と受付順番待ちの患者さんが早朝から並びます。私の出勤時刻よりも早く，順番待ちをされています。

私の勤務する病院は救急指定を受けており，365日24時間，救急患者さんが搬入されてきます。そのため，医事課の男性職員は当直業務も行っています。当直時間帯は急患や救急搬入患者さんの受付を行い，診療報酬請求ならびに会計業務，もちろん外線電話の応対も行わなければなりません。

午前診中は，患者対応に追われるのが日常です。昼休憩のあとは，ひと段落し担当の業務を進めています。事故，労災，未収金，返戻減点，統計などの業務があります。また，救急病院では，一般診察時間外にも急患の患者さんが来院されるので，担当業務の遂行と患者さん対応を両立しています。

2 地域連携・相談

（1）地域連携が必要とされる背景

厚生労働省は「医療機関の機能分化と連携の促進」を医療政策のひとつに掲げている。

機能分化とは，診療所は患者の日常の健康管理を，大病院は専門的な検査や入院を中心に行い，病状が安定すれば患者と相談のうえ，再度，診療所で受診するということである。現状では，風邪などの軽症の患者までが大病院に集中し，待ち時間が長いだけでなく，本当に高度で専門的な診療が必要な患者にまで影響している。そこで，大病院での外来診療を抑制するため，「健康保険法の一部を改正する法律」（平成18年法律第83号）において，2006年10月1日より，従前の特定療養費制度が見直され，紹介状なしで病院を直接受診した場合には，「初診時選定療養費」を保険診療費とは別に請求することができることとなった。2016年4月1日からは，特定機能病院および500床以上の地域医療支援病院を受診する場合には，5,000円以上の徴収が義務づけられた。2020年の診療報酬改定により地域医療支援病院の病床数は200床以上となっている。

このように，国は病院と診療所の機能分担を推進しているが，法的制限はなく，病気になればどちらを受診しても可能な「フリーアクセス」が認められている。大病院は，高度医療が中心で専門の診療科に細分化されており，患者にとっては何科を受診してよいかがわかりにくい。受診を申し込んだ診療科の専門外の病気である場合や，近くの診療所で治療が十分に可能な病気であったりなど，時間的にも無駄が生じる場合もある。図6-2に示したようなものが，理想的な病診連携システムである。

2012年度からスタートした「地域包括ケアシステムの構築」においても地域の診療

所「かかりつけ医」が重要な役割を担うこととなっている。かかりつけ医は、患者の健康状態や病状などを把握し、日常的な健康管理を行い、日頃から医療に関する相談に応じて必要な医療の情報を提供するのはもちろん、患者の生活を支援するために、地域の医療・保健・福祉コーディネーターの役割も担う。欧米では日本のように「フリーアクセス」を認めている国は少なく、大病院を直接受診するのではなく、まずは「かかりつけ医」に相談するのが一般的である。

これまでの日本の医療は、主に青年期・壮年期の患者を対象とし、救命・延命・治癒・社会復帰を前提とした「病院完結型」の医療であった。平均寿命が男性でも 80 歳を超え、女性では 87 歳を超えている社会では、慢性疾患による受療が多く、複数の疾病を抱えるなどの特徴をもつ老齢期の患者が中心となる。そうした時代の医療は、病気と共存しながら QOL（quality of life）の維持・向上をめざす医療となる。医療はかつての「病院完結型」から、患者の住み慣れた地域や自宅での生活のための医療、地域全体で治し、支える「地域完結型」の医療に変わらざるをえない。

そして、「地域完結型」を実現しようと思えば、医療だけでなく医療と介護の連携、さらには住まいや自立した生活の支援までもが切れ目なくつながる総合的な支援のネットワークが必要となり、それが 2025 年を目標年次とする地域包括ケアシステムの形成の課題であるといえる。

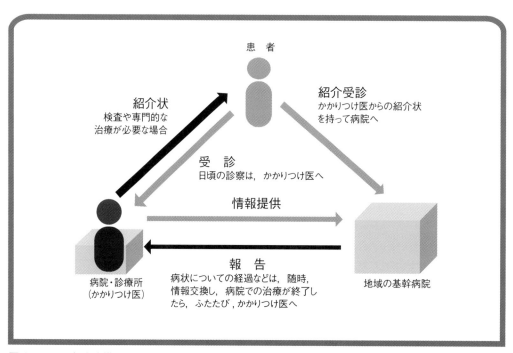

図6－2　病診連携システム

　2　「医療支援系」事務部門の役割と機能

（2）地域連携と相談
1）地域連携・相談とは

　　地域連携とは，医療機能が細分化・専門化された病院と診療所を結ぶ医療サービスのネットワークであり，その中で患者それぞれの必要とする情報を提供することである。

　　インターネットが普及しており，医療機関や介護施設を選択しようとする際，ホームページ上である程度の情報は得られるが，複雑な内容を理解する必要がある。そのために，病気の状態に関係なく，病気よって生じるさまざまな経済的・社会的・心理的問題の解決・調整を援助し，患者，家族が安心して療養生活や社会復帰ができるよう相談・支援を行う業務がある。病院では社会福祉士の資格をもつMSW（医療ソーシャルワーカー）が，その業務を行っている。

　　　＊**社会福祉士**：ソーシャルワーカーの国家資格で，精神保健福祉士，介護福祉士とならぶ福祉の国家資格のひとつである。国家試験を受験するには，福祉系大学の卒業や，それに代わる実務と養成施設での履習が必要。

■地域連携の事例■

●**わかしお医療ネットワーク**
　千葉県立東金病院を中心に，地域の診療所と電子カルテを中核とした医療関連ネットワークを構築し，患者基本情報，紹介・逆紹介状，診察所見，検体検査データ，画像データなどを電子カルテ上で共有し，糖尿病など生活習慣病の改善に取り組んでいる。
●**道東画像ネットワーク**
　釧路脳神経外科病院が中心となり，北海道東部の脳神経外科医がいない医療機関と画像ネットワークを構築し，専門医が遠隔診断をする仕組みを運用している。

2）前方連携と後方連携

　　地域連携には，大きく分けて「前方連携」と「後方連携」の2つがある。どちらも急性期病院を中心とした概念であり，前方連携とは，診療所を含む医療機関から高度医療を提供している急性期病院への診察・検査・入院・手術のための紹介を行うことをいう。後方連携とは，急性期病院で治療を受け，病状が安定し，回復期リハビリテーションや亜急性期，慢性期医療を提供する病院に転院することをいう。

　　発症から検査，入院，回復期，慢性期，退院までをスムーズに進めることで，より早期の社会復帰が可能となり，急性期病院においては在院日数が短縮され，診療報酬上の収入のアップにもつながる。

（3）地域連携・相談室の業務

　　地域連携・相談室は，患者がスムーズに診療所や医療機関などで受診・入院ができるように，また退院・転院することができるように，医療機関，介護施設をはじめ，行政

表6－3　地域連携・相談室の主な業務

- 地域医療機関からの紹介（当日および予約受診依頼）の受付・調整・返書
- 地域医療機関からの各種検査予約
- 各種結果（検査結果・診療結果）を紹介元の医療機関へ報告
- 地域医療機関からの転院紹介の調整
- 地域連携にかかわるデータ集計
- 退院支援 (在宅療養，後方病院転院，施設入所など)
- 介護保険，福祉制度に関する相談
- 地域連携の広報活動
- 講演会，カンファレンスなどの企画開催

や福祉にかかわる多くの施設をつなぐ役割を担うが，そのような院外連携を成功させるためには，院内連携が欠かせない。

　病院が地域で担う機能（急性期医療，回復期医療，慢性期医療など）により，地域連携・相談室の役割も異なるので，地域における自院の役割を踏まえ運営することが大事である。また最近では，病診連携が，病院経営に非常に重要な位置を占めている。

　そのひとつは，地域の診療所，医療機関に対する営業活動である。地域医療支援病院の承認要件である，紹介率・逆紹介率をアップするためには，診療科ごとの分析を行い，紹介状持参患者用の受付や「登録医制度」の導入を実施している医療機関も増加している。また，CT, MRI などの高額医療機器の共同利用においても優先予約枠を設定したり，クラウドコンピューティングの利用により，病院での画像診断・検査結果を診療所などのパソコンやタブレット端末で閲覧が可能となる。病院によっては，地域の開業医を招き紹介入院患者の共同カンファレンスや，新規承認薬剤の勉強会を開催し，連携強化を図っている（表6－3）。

　　　＊登録医制度：病院と診療所との相互連携を一層緊密にし，医療を必要とする患者のニーズに応え，適切で切れ目のない医療の提供をめざして構築された制度。登録されると病院での検査・外来受診・入院依頼について優先的に対応ができ，院内での講演会・カンファレンスに参加することができる。

（4）多職種連携（院内連携）

　多職種連携とは，患者中心の医療の実現をめざして，職種間の相互理解を深め，施設の状況に応じて，組織横断的なチーム医療を実践することである。少子高齢化が進む中，団塊の世代がすべて 75 歳となる 2025 年に超高齢社会を迎えるわが国では，良質な医療供給体制の構築，在宅医療・介護サービスの充実，医療費抑制といった課題への対応には，多職種連携は必要不可欠なものである。

　医療費削減のため，診療報酬の中に「退院調整加算」という項目を設けて患者の退院を促してきたが，2016 年 4 月の診療報酬改定により「退院調整加算」が「退院支援加算」に変更され，大きく見直された。この見直しの中には，「退院支援・地域連携の専門看護師・

社会福祉士を2病棟に1名以上配置する」という追加要件があり，患者が安心して退院し，早期に住み慣れた地域で療養や生活が継続できるよう，関連職種が退院支援計画を作成し，計画の実施には退院支援・地域連携の専門看護師・社会福祉士などが共同でカンファレンスを実施する必要がある。

このように診療報酬においても，院内での多職種連携を評価する項目が増加しており（表6−4），また，施設間の連携についても同様に増加している（表6−5）。

なお近年，医療系大学を中心に，しっかりとした教育理念に基づいた多職種連携教育（IPE：inter professional education）を行う講座が設置されはじめている。互いの専門性を理解し，協調的に職務を遂行することができる医療人としての能力を育成することが今後の課題である。

2018年度診療報酬改定では，入退院支援を推進する方向性を強く打ち出している。病気になって入院しても住み慣れた地域で継続して生活できるようにしたり，入院前からの支援強化，退院時の地域の関係者との連携を進めたりするなど，「切れ目のない支援」となるよう評価を見直した。具体的には，入院前からの支援を評価する「入院時支援加算」が新設されたほか，「退院支援加算」の名称を「入退院支援加算」に変更した。また，「退院時共同指導料」についても見直した。

表6−4　診療報酬における医療機関内の多職種連携を評価する項目の例（2022年）

項　目	連携に関する内容・要件
緩和ケア診療加算	緩和ケアを要する患者に対して，診療を担う医師，看護師および薬剤師などと共同のうえ，緩和ケア診療実施計画書が作成され，緩和ケアチームが必要な診療を行った場合に算定するもの。
精神科リエゾンチーム加算	せん妄や抑うつというた精神科医療のニーズの高まりを踏まえ，一般病棟に入院する患者の精神状態を把握し，精神科専門医療が必要な者を早期に発見，可能な限り早期に精神科専門医療を提供することにより，症状の緩和や早期退院を推進することを目的として，精神科医，専門性の高い看護師，薬剤師，作業療法士，精神保健福祉士，公認心理師等多職種からなるチームが診療することを評価したもの。
依存症入院医療管理加算	アルコール依存症または薬物依存症の入院患者に対して，医師，看護師，精神保健福祉士，公認心理師等によるアルコール依存症に対する集中的かつ多面的な専門的治療の計画的な提供を評価したものであり，入院した日から起算して60日を限度として，当該患者の入院期間に応じて算定するもの。
摂食障害入院医療管理加算	摂食障害の患者に対して，医師，看護師，精神保健福祉士，公認心理師および管理栄養士等による集中的かつ多面的な治療が計画的に提供されることを評価したもの。
栄養サポートチーム加算	栄養障害の状態にある患者や栄養管理をしなければ栄養障害の状態になることが見込まれる患者に対し，患者の生活の質の向上，原疾患の治癒促進および感染症等の合併症予防等を目的として，栄養管理に係る専門的知職を有した医師，看護師，薬剤師，管理栄養士等が共同して必要な診療を行った場合に算定するもの。

表6-4 〔続き〕

項　目	連携に関する内容・要件
呼吸ケアチーム加算	保険医療機関の医師，看護師，臨床工学技士，理学療法士等が共同して，人工呼吸器の離脱のために必要な診療を行った場合に加算するもの。
入退院支援加算	患者が安心・納得して退院し，早期に住み慣れた地域で療養や生活を継続できるように，施設間の連携を推進した上で，入院早期より退院困難な要因を有する患者を抽出し，入退院支援を実施することを評価するもの。退院支援計画の作成にあっては，関係職種が連携する。退院支援計画の実施にあっても，看護師，病棟専任入退院支援職員および入退院支援部門の看護師ならびに社会福祉士等が共同してカンファレンスを実施する必要がある。
認知症ケア加算	認知症による行動・心理症状や意思疎通の困難さが見られ，身体疾患の治療への影響が見込まれる患者に対し，病棟の看護師等や専門知識を有した多職種が適切に対応することで，認知症状の悪化を予防し，身体疾患の治療を円滑に受けられることを目的とした評価項目。
移植後患者指導管理料	移植した臓器または造血幹細胞を長期にわたって生着させるために，多職種が連携して，移植の特殊性に配慮した専門的な外来管理を行うことを評価するもの。
認知症専門診断管理料	認知症の鑑別診断を行った上で療養方針を決定するとともに，認知症療養計画を作成した場合に算定するもの。認知症療養計画は，病名，検査結果，症状評価，生活機能，行動・心理症状等，介護状況，治療計画，医療連携，介護サービス，緊急時対応等が記載されたものであり，認知症に係る専門知識を有する多職種が連携していることが望ましい。
退院時リハビリテーション指導料	入院中主として医学的管理を行った医師またはリハビリテーションを担当した医師が，患者の退院に際し，指導を行った場合に算定。なお，医師の指示を受けて理学療法士，作業療法士または言語聴覚士が保健師，看護師，社会福祉士，精神保健福祉士とともに指導を行った場合にも算定できる。
在宅患者連携指導料	在宅での療養を行っている患者であって通院が困難な者に対して，医療関係職種間で文書等により共有された情報を基に，指導等を行った場合に算定するもの。
在宅患者訪問褥瘡管理指導料	在宅褥瘡管理に係る専門的知識・技術を有する在宅褥瘡管理者を含む多職種からなる在宅褥瘡対策チームが，重点的な褥瘡管理が必要な者に対し，共同して指導管理を行うことを評価したもの。
リハビリテーション総合計画評価料	医師，看護師，理学療法士，作業療法士，言語聴覚士等の多職種が共同してリハビリテーション計画を策定し，リハビリテーションを行った場合に算定する。
退院時共同指導料	入院中の患者について，地域において当該患者の退院後の在宅療養を担う医師または医師の指示を受けた看護師等，薬剤師，管理栄養士，理学療法士等もしくは社会福祉士が，患者の同意を得て，退院後の在宅での療養上必要な説明および指導を，入院中の保険医療機関の医師，看護師等，薬剤師，管理栄養士，理学療法士等または社会福祉士と共同して行った上で，文書により情報提供を行う。2020年の改定によりオンラインでの指導が可能となった。

表6－5　診療報酬における他医療機関との連携を評価する項目の例（2022年）

項　目	連携に関する内容・要件
（入退院支援加算） 地域連携診療計画加算	あらかじめ地域連携診療計画を作成し，当該計画に係る疾患の治療等を担う他の保険医療機関または介護サービス事業者等と共有するとともに，入院時に当該計画に基づく当該患者の診療計画を作成および説明し，文書により提供した場合に算定するもの。
地域連携小児夜間・休日 診療料	保険医療機関が地域の小児科を専ら担当する診療所その他の保険医療機関の医師と連携をとりつつ，小児の救急医療の確保のために，夜間，休日または深夜に小児の診療が可能な体制を保つことを評価するもの。
地域連携夜間・休日 診療料	保険医療機関が地域の他の保険医療機関の医師と連携をとりつつ，救急医療の確保のために，夜間，休日または深夜に診療が可能な体制を保つことを評価するもの。
開放型病院共同指導料	診察に基づき紹介された患者が，開放利用に係る施設基準に適合しているものとして地方厚生局長等に届け出た保険医療機関に入院中であり，当該開放型病院に赴いて，療養上必要な指導を共同して行った場合に算定するもの。
ハイリスク妊産婦 共同管理料	診療に基づき患者を紹介した医師が，当該患者が入院中である紹介先の病院に赴き，紹介先の病院の医師と共同で，医学管理等を行った場合に算定できるもの。
がん治療連携計画策定料	がん治療連携計画策定料，がん治療連携指導料は，がん診療連携拠点病院等を中心に策定された地域連携診療計画に沿ったがん治療にかかわる医療機関の連携により，がん患者に対して地域における切れ目のない医療が提供されることを評価したもの。
がん治療連携指導料	
退院時共同指導料	表6－4参照。
在宅患者緊急時等 カンファレンス料	在宅での療養を行っている患者の状態の急変や診療方針の変更等の際，当該患者に対する診療等を行う医療関係職種等が一堂に会しカンファレンスを行うことにより，より適切な治療方針を立てることおよび当該カンファレンスの参加者の間で診療方針の変更等の的確な情報共有を可能とすることは，患者およびその家族等が安心して療養生活を行う上で重要であることから，そのような取組みに対して評価するもの。
在宅患者共同診療料	在宅での療養を行っている患者であって，疾病，負傷のために通院による療養が困難かつ在宅療養後方支援病院を緊急時の搬送先として希望する患者に対して，在宅療養後方支援病院が，在宅医療を提供する医療機関からの求めに応じて共同で往診または訪問診療を行った場合に算定するもの。

3 医師事務作業補助室

　医師事務作業補助者は，医師の業務負担を軽減するために，医師が行う幅広い業務内容のうち，事務作業をサポートする職種のことである。病院によってさまざまな呼称があり，医師事務作業補助者のほかに，「医療秘書」や「医療クラーク」，「メディカルアシスタント」などと呼ばれることもある。

　日本の医療業界の問題の中でも最も緊要な問題のひとつに，慢性的な医師不足による医師の過重労働や医療の質の低下がある。医師が医療業務に専念するため，負担の大きい事務作業を補助する目的で，2008年度の診療報酬改定によって「医師事務作業補助体制加算」が新しく設置された。2022年度診療報酬改定での医師事務作業補助体制加算は，表6－6のとおりである。

　業務内容は診療報酬の施設基準によって定められており，大きく分けると，以下の4つの業務がある。

① 診断書や診療情報提供書（いわゆる紹介状）など「医療文書の作成代行」。これは，最も基本的な業務である。
② 医師の外来診察などに同席して電子カルテへの入力を行う「診療記録への代行入力」。
③ カンファレンスの準備，がん登録や外科手術の症例登録（national clinical database の頭文字を取ってNCDと呼ばれる）などの「医療の質の向上に資する事務作業」。
④ 厚生労働省などに報告する診療データの整理などを行う「行政への対応」。

　このように医師事務作業補助者の業務は多岐にわたるので，実際の業務は病院ごとの実情によって異なり，病院ごとに特色あるものになっている。また，医師事務作業補助者の仕事は，医師の指示のもとで行うのが原則のため，医療事務とは明確に区別されており，診療報酬の請求事務や受付業務は，診療報酬上行うことのできない業務として明記されている。

　医療機関は医師事務作業補助者を新たに配置してから6か月間は研修期間として，業務内容について必要な32時間以上の基礎研修を行うことが定められている。学習内容は医療保険制度・医療関連法規の概要や医療機関における個人情報の取り扱い，医療安全管理に関する理解，医学・薬学知識の習得，診療録の記載方法，医療の提供に関する文書の作成方法などの内容が定められている。自院内で研修を行う場合と，日本病院会，全日本病院協会，日本医療マネジメント学会などが開催している外部の研修会に参加させる場合がある。

　医師事務作業補助者を導入することにより，医師の事務作業が大幅に軽減され，医師が診察中に患者に向き合える時間が増え，入院患者の回診・患者家族への病状説明が充実し，診断書などの証明書の交付期間が短縮し，患者サービスの向上に貢献している。

表 6 − 6　医師事務作業補助体制加算の点数と施設基準（2022 年度改定）

医師事務作業補助者の配置	点数（入院初日）		医師事務作業補助体制加算 1 の施設基準
	加算 1	加算 2	
15：1	1,050 点	975 点	・医師の事務作業を補助する十分な体制がそれぞれの加算に応じて整備されていること。
20：1	835 点	770 点	・勤務医の負担の軽減及び処遇の改善に資する体制が整備されていること。
25：1	705 点	645 点	・当該保険医療機関において 3 年以上の医師事務作業補助者として勤務経験を有するものが、配置区分ごとに 5 割以上配置されていること（2022 年改定）。
30：1	610 点	560 点	
40：1	510 点	475 点	
50：1	430 点	395 点	
75：1	350 点	315 点	
100：1	300 点	260 点	

　今後も医師事務作業補助者は，チーム医療の一員であることをしっかりと念頭に置き，事務作業によって診療と事務の橋渡しとなり，将来はますます活動の場を広げていくに違いない。

【医師事務作業補助者（入職 4 年目）のコメント】
　最近は内科外来でカルテの代行入力を主に行っています。医師から患者さんとの診療に専念ができると感謝され，やりがいを感じています。今後は，NCD の症例登録やがん登録にもチャレンジしたいと思っています。

4 　診療情報管理室

　診療情報管理室は，診療情報管理士が中心となり，診療記録（カルテなど）の保管・運用が適正に行われるように管理する部門である。また，診療記録に基づく診療情報管理データベース，がん登録データベース，DPC データベースなどを構築・管理し，院内における診療・研究・教育に活用できるようサポートしている（表 6 − 7）。
　診療情報は守秘性の高い個人情報であり，適切な管理によって保護されなければならない。患者の個人情報は，医療者に課せられた守秘義務であり，また，個人情報を取り扱う事業者に対して法的な義務を明確にした「個人情報保護法」が施行されている。個人情報取扱事業者である医療機関は，最も厳重に保護されるべき診療情報について，その取扱う個人データの漏えい，滅失または棄損の防止その他の個人データの安全管理のために必要かつ適切な措置を講じなければならない。

なお，2014年4月の診療報酬改定において「診療録管理体制加算1」コードに基づく診療録の管理や専従の職員の配置，退院時要約の早期完成など充実した診療録管理体制を有している施設についての評価が新設されている（表6−8）。

　　＊**診療情報管理士**：医療機関における患者のさまざまな診療情報を中心に，人の健康（health）に関する情報を国際統計分類などに基づいて収集・管理し，データベースを抽出・加工・分析し，さまざまなニーズに適した情報を提供する専門職種。四病院団体協議会（日本病院会，全日本病院協会，日本医療法人協会，日本精神科病院協会）および医療研修推進財団が認定する専門資格。

表6−7　診療情報管理室の主な業務

- 診療記録の管理保管
- 診療記録の量的・質的監査
- 国際疾病分類ICD-10による疾病コーディングのチェック
- 院内がん登録
- 診療情報の加工・分析・編集（統計処理）
- 個人情報保護関連（診療情報開示）
- 傷病名マスタに関する保守
- 医師や院内スタッフの臨床研究に対する支援
- 退院サマリーの早期作成推進と管理
- NCD（national clinical database）登録の補助作業

表6−8　診療録管理体制加算1の主な施設基準（2022年）

診療録管理体制加算1（入院初日）：100点
【主な施設基準】 1. 退院サマリーの作成率 　　退院翌日から14日以内に90%，30日以内に100% 2. 人員配置 　　年間に退院患者2,000人ごとに，1名以上の専任の常勤診療記録管理者 　　うち1名以上が専従 3. 入院患者の疾病統計作成 　　国際疾病分類（ICD）に沿った分類

【診療情報管理士（入職4年目）のコメント】
　昨年から診療情報管理士業務以外で，病院年報の編集の仕事をしています。各診療科の部長や副診療部門の責任者と打合せをする中で，コミュニケーション能力の重要さを痛感しています。

3 「運営管理系」事務部門の役割と機能

　事務部門における運営管理系の業務は，人事・資材・財務経理・総務・情報システム・施設管理・環境整備・経営企画・広報，と多岐にわたる。このうち，施設管理・環境整備部門については第7章で詳述する。ここでは，それ以外の部門の役割や機能について解説する。

1 人　事　課

　人事課は医師をはじめ職員全体の人材の管理にかかわる業務を行っている部署である。小規模の病院では，総務課の一部として設置されている場合もあるが，ここでは，人事課が独立していると考え，その役割と機能について説明する。

　経営資源は「ヒト・モノ・カネ・情報」の4つの要素からなるといわれている。「ヒト」に関する管理は，以前は「労務管理」・「人事管理」と呼ばれていたが，米国においてとりわけ経営資源としての「ヒト」の重要性を強調して human resource management（HMR）という用語が使用されたのを機に，日本にもこの英語が「人材資源管理」という日本語に翻訳されて使われるようになった。一般企業の中にも「人事部」の代わりに，「ヒューマン・リソース部」や「人材開発部」，「人材部」など実に多様な呼称がみられる。

（1）雇 用 管 理

1）職員の募集・採用

　職員の募集・採用や配置・移動，昇進などの人事管理を行っている。職員定員の算定は，各種業務量と施設基準（入院基本料における看護師数など）により決定している病院が多いものと考えられる。年間の退職者を予想し，採用数を決定して募集活動を行っている。特に医師・看護師・薬剤師の採用が困難な地域・病院もあり，紹介会社に頼らなければならない場合も多くなっている。

　新たに採用される者の立場からは，病院見学から採用試験，入職手続き，入職辞令交付式と，職員になる前から晴れて職員になる日まで，一番接触の多い部署である。

2）労働時間の管理

　病院には，さまざまな職種の職員が勤務しており，また，相手が患者ということで，いつ何が起こるかわからないため，労働時間の管理が非常に難しい。一般企業にはほとんどない夜間・休日の呼出勤務や待機勤務があるが，とはいえ，一定のルールに従って労働時間を管理しなければならない。ルールとしては，「労働基準法」をはじめ「労働安全衛生法」，「職業安定法」，「男女雇用機会均等法」，「育児・介護休業法」など，さま

ざまなものがあり，労務管理は，これらを遵守したうえで行わなければならない。

法定労働時間を超えた時間外労働については，労働基準法第36条に基づき，労働組合または労働者の過半数の代表者と使用者で，書面による「時間外・休日労働に関する協定届」（通称「36（サブロク）協定」）を締結し，労働基準監督署に届け出ることになっている。

大企業では2019年4月から義務化されている「時間外労働の上限規制」が，2020年4月より中小企業にも適用されている。

3）労働条件管理，労働安全・衛生環境管理など

労働条件，労働環境の衛生的改善と疾病の予防処置などを担当する衛生管理者の選任や職員健診の実施などは，「労働安全衛生法」に基づく管理である。近年メンタルヘルス不調により連続1か月以上休業または退職する労働者が増えていることにより，労働安全衛生法の一部が改正され，2015年12月より職場でのメンタルヘルス対策として労働者の心理的な負担の程度を把握する検査（ストレスチェック）を年に1回以上行うことが義務化された（従業員50名以上の事業所）。本制度の目的は以下のとおりである。

① 一次予防を主な目的とする（労働者のメンタルヘルス不調の未然防止）。
② 労働者自身のストレスへの気づきを促す。
③ ストレスの原因となる職場環境の改善につなげる。

2019年4月から，すべての企業において，年10日以上の年次有給休暇が付与される労働者（管理監督者を含む）に対して，年次有給休暇の日数のうち年5日については，使用者が時期を指定して取得させることが義務付けられた。

4）給 与 計 算

職員の給与計算も人事課の重要な仕事である。給与規程で定められた，基本給，役職手当・住宅手当・技師手当などの各種手当による給与計算や，賞与計算，退職金計算など，職員の給与管理を行う。病院の場合は前述のように多様な職種の職員が数多く，さらにシフト勤務シフトで働いているため，時間外手当を含めた給与の支給を正確に行うためには，綿密な処理と確認が必要である。そのため最近では，ICカード（職員証）での勤怠管理と給与計算を連動したソフトを導入する施設が増えている。

（2）人 材 育 成

採用した職員を自院にとって有為な人材に育て上げるための教育や訓練を行うための諸制度を整備することも人事課の仕事である。大規模な病院では，教育研修部門として独立している場合もある。医療費抑制のため，医療制度改革が進められており，7：1などの看護師配置を維持できない急性期病院は，回復期や療養型病院への転換を余儀なくされており，特に医師や看護師の定着率の向上が重要となっている。

病院において有能な人材を確保することはたいへん難しい課題であり，いくら有能な人材を採用しても，入職後すぐ退職されてしまうなど，定着率の低さが悩みの種である。

有能な職員が長期に定着するような魅力ある人事制度を構築する必要がある。

1）人材育成のPDCA

　病院の職員に「こうなってほしい」という「期待像」，求める人材像があるが，現実には採用する職員すべてが理想にかなう職員ばかりではない。そのギャップを埋めるのが教育である。人材育成に焦点を当てた人事制度を構築する場合，病院の人事方針を受け，各職員の業務上の目標を設定し，上司からの指導・教育を受け，一定期間の業務達成度を評価し，さらに一段上の目標設定を行うといった，PDCAサイクルを回すことが必要である（図6－3）。

　教育の効果測定において，職員の知識の習得度合いを測定するのであれば，テストを実施し，職員の行動変革を期待するのであれば，日常の職務遂行状況を上司が観察し評価をすることが望ましい。効果測定なしでは，PDCAサイクルは回らないので，数値化できる目標を設定し，効果を確認することが大事である。

2）能 力 開 発

　病院における能力開発は，①OJT（職場内教育），②Off-OJT（職場外教育），③自己啓発，の3つに分けられる。人材育成においては，この3つを複合的に行うことが効果的である。

　● OJT　　日常業務を通じた職員教育のことで，職場の上司や先輩が，部下や後輩に対し具体的な仕事を与え，実際の仕事を通して職務に必要な能力・知識・技術などを計画的・継続的に指導し，習得させることである。

　特徴は，①業務に直接必要な教育を効率的に実施できる，②教えられる側の状況に沿って個別に行われる，③日常の業務を通じて継続的に実施される，ことである。

　● Off-OJT　　職場外での集合研修のことで，病院の研修・人材育成担当部署が考案した教育のメニューや，外部の研修機関が作成したプログラムを受講することによっ

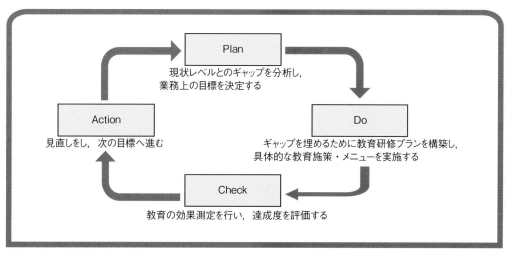

図6－3　人材育成にかかわるPDCA

表6−9　代表的な Off-OJT

階層型研修	・役職や職種別に行う研修のことで，役職，年次，経験年数に合わせたカリキュラムに沿って行われる ・新入職員研修，中堅管理職研修，管理者研修（所属長）など
職種別研修	・職種別に独自のプログラムに沿った教育が行われる ・認定看護管理者教育課程（日本看護協会），医師事務作業補助者研修（全日本病院協会等）などがある

て，現場で必要な技能や知識の習得を図る。

特徴は，①各階層・職種に共通して必要な基本事項を習得することができる，②職場の上司が教えられない最新の知識・技術を学ぶことができる，③他職種との相互学習により多面的なものの見方を養成できる，ことである。代表的な Off-OJT 研修を表6−9に示した。

●**自己啓発**　　OJT や Off-OJT を補完し，計画的・継続的に能力開発を行うのが自己啓発である。自ら目標設定を行い，計画的に継続して自己啓発を行うために，人事課として自己啓発の機会や情報を提供し，その中から必要な学習方法を選択することの支援を行っている。具体的には，①通信教育講座（eラーニング）の紹介・支援，②社外セミナーの紹介・支援，③図書室の充実と利用，④学会参加・発表の支援，などがある。

（3）人事考課
1）人事考課の項目

人事考課制度は，賃金や賞与を決定するうえで重要なものであるが，賃金決定だけが目的ではなく，職員のモチベーションの維持やモラルの向上にも非常に重要である。人事考課制度は法的なものではなく，それぞれの施設で構築されたものである。具体的には何を評価するのかが重要である。考課制度構築に当たっては，次のような項目が考えられる。

① 目標管理（成果の実現）……職員それぞれが，上司と面談のうえ，年間もしくは半年間の仕事上の目標を定量的・定性的両面から具体的に立てる。また何年か後の将来像（どのような自分になりたいのか）を描かせるのも，より実現性が高まる。

② 発揮能力……能力評価には，保有能力，潜在能力，発揮能力の3つがある。保有能力とは，仕事を遂行する過程で必要となる知識・技能・態度など成果を生み出す源泉となる能力である。潜在能力とは文字のとおり潜在的にもっている能力をいう。評価対象期間中にこの保有能力をいかに発揮できたかを対象にし，これが発揮能力である。

③ 服務態度……服務態度評価は以下の4つである。

　　・規律性，　・責任性，　・積極性，　・協調性

医療機関で仕事をしていく以上，そこには秩序があり，すべての職員が気持よく仕事ができる環境が必要である。

以上の項目を評価シートにまとめ，絶対評価で点数化し，自己評価→上司評価→幹部評価（評価会議）の順で評価していく。

管理職者は，部下を評価しなければならないので，人事考課の知識・技術の訓練を受ける必要があり，人事考課を行う側としては必修の教育プログラムである。

2）人事データベース

雇用管理・人材育成・人事考課は，それぞれが単独で機能するのではなく，補完的に機能している。各所属長と病院長・看護部長などでは，人材管理に関する視点が異なっているが，人事課はこれらすべての管理について全責任を担っている部署である。

以上のことを効率的に管理するためには，人事データベースの構築が必要となる。個人情報の取扱いに十分に配慮したうえで，職員情報のデータベース化を行い，基本情報のほかに，人事マスタ（学歴，職歴，異動履歴，考課履歴），給与マスタ（給与情報，給与履歴，社会保険，振込先）を登録し，これらにより，人事情報が管理でき，人材育成や労務管理に役立てることが可能となる。

【総務課人事係職員（入職3年目）のコメント】

3年目でようやく仕事に慣れてきました。4月は新入職の職員がおおぜい入ってくるのと，給与改定の時期が重なり，たいへんです。職員への対応には苦労も多いですが，病院内でのサービス部門であるとの自覚をもち対応しています。一日も早く職員の顔を覚え，名前で呼びかけることができるよう心がけています。

---

2 総務課

総務課は，医師・看護師・コメディカル・事務系など，すべての部署とかかわりをもつ部署であり，幅広い業務を行っている。縁の下の力もちとして病院や職員を守る重要な役割を担っており，総務課が有効に機能しないと職員は安心して業務を行えない。病院はサービス業といわれるが，総務課は職員に対するサービス業と言っても過言ではない。職員が気持よく業務に専念できるような環境を整備することも大事である。

具体的には，官公庁への各種届出や地域・官公庁などとの渉外および立入検査対応，各種補助金申請および補助金管理業務，稟議書管理，各種証明書発行，各院内委員会議事録管理，不在者投票事務，消防署・警察署窓口，訴訟案件対応，駐車場管理，病院行事業務，郵便物管理，広報業務など多岐にわたる業務を行っている。事務部門の業務でどの部署にも属さない業務はすべて総務課が扱っている場合が多くみられる。

（1）文書管理

　病院での文書・契約書の種類は，診療に関する文書・事務手続書類や各種契約書も含めて相当数ある。また，扱う情報は診療情報を含めた個人情報も多く，コンプライアンス（法令遵守）を徹底しながらの運用，管理が要求される。2015年10月からマイナンバー制度が始まり，病院でも運用が始まっている。職員やその扶養家族のマイナンバーを取得し，給与所得の源泉徴収票や社会保険の被保険者資格取得届などに，マイナンバーと法人番号を記載して行政機関などに提出する必要がある。特定個人情報の安全管理措置が義務づけられており，マイナンバーの漏えいや不正使用を防ぐため，組織づくりや社内情報のアクセス制限など管理体制を整備する必要がある。また，文書の廃棄については，法的保存期間を十分に理解しておく必要もある。

（2）広報業務

　広報業務とは，院内・外への情報提供を広報媒体を通じて行うことである。院内向けに，イントラネットや院内広報誌を通じて，職員に病院の経営方針をはじめ必要な情報を提供することは非常に重要な業務である。一方，院外へは，院外広報誌やホームページにより，病院概要・診療科目・診療時間・入院案内・各部署紹介・医療講演紹介・採用状況などを案内している。また，2016年度の診療報酬改定により，DPC病院においては，前年度の「病院情報の公表」（表6－10）が義務づけられた。ホームページの作成に当たっては，厚生労働省策定の「医療広告ガイドライン」を遵守する必要がある。

　最近では，「デジタルサイネージ」（電子掲示板）（図6－4）を導入することで，患者サービスの向上に取り組んでいる病院がみられる。例えば，外来の待合室で患者に対して，病院の紹介ビデオ，医療情報・健康情報，健康保険証の切り替え，病院開催セミナーの案内，治験参加の募集などの「お知らせ」，さらに，ニュースや天気予報などを掲示して，患者サービスの向上に努めている。

　来院者を増やす方策としても広報活動は重要であり，地域住民・各種団体（老人会・婦人会）向けの医療講演の開催，診療所・病院への訪問，消防署との情報交換，講演会・イベントのマスコミへのアプローチを行っている。これら広報業務を遂行するにあたり，病院の概要・沿革，理念・方針などを十分理解し，マーケティングに関する知識やホームページ作成に必要な技術，交渉のためのコミュニケーション能力などが求められる。

（3）申請・届出業務

　病院では，建物の増改築を行う場合や病床種別を変更する場合には，「病院開設許可事項一部変更許可申請」を保健所経由で都道府県知事宛に提出する必要がある。そのほかにも，施設基準の届出，救急に関する補助金，医師臨床研修費補助金，病院内保育所運営費補助金，保険医・保険薬剤師の登録などに関する申請・届出など，申請・届出業務は数多くある。

表6－10　DPC病院が情報公表する7項目

- 年齢階級別退院患者数
- 診断群分類別患者数など（診療科別患者数上位3位まで）
- 初発の5大がんのUICC病気分類別ならびに再発患者数
- 成人市中肺炎の重症度別患者数など
- 脳梗塞のICD-10別患者数など
- 診療科別主要手術別患者数など（診療科別患者数上位3位まで）
- その他（DIC（播種性血管内凝固症候群），敗血症，その他の真菌症および手術・術後の合併症の発生率）

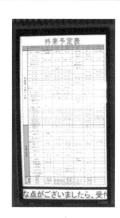 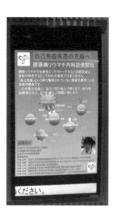

図6－4　デジタルサイネージ（電子掲示板）の例

　これらの申請・届出には，「医療法」，「健康保険法」をはじめ，各種医療関連法規の理解が必要となり，届出義務を怠ると病院に多大な損害を与えることになる。なお，施設基準の届出は，病院によっては医事課が行っている場合もある。

3 財務経理課

　財務経理課は，病院全体の経営戦略と事業計画に基づき，予算編成と予算管理を行うための資金計画・資金管理・経理処理・決算を実施し，財務諸表を作成して，財務報告などを行う。また，財務分析を行い，経営改善に寄与するとともに，期中ならびに期末監査により内部統制を行う役割を担っている。

　医療法人の経営の透明性の確保およびガバナンス強化のため，一定規模以上の医療法人および社会医療法人については監査法人などによる外部監査を義務づけられるとともに計算書類の公告が義務化され，これに対応すべく経理担当者は正確な財務諸表の作成が必要となる。

（1）会計管理

　財務経理課として最も重要なのは会計である。会計とは企業会計原則や厚生労働省が定める「病院会計準則」に従って帳簿を起票し，1か月単位や1年単位で「財務諸表」を作成することである。財務諸表とは損益計算書，貸借対照表，キャッシュ・フロー計算書，株主資本等変動計算書のことをいい，病院の財務状態や経営成績が示されている書類である。一般企業におけるIR情報にも含まれる経営分析をするための極めて重要な書類である。

　　　　＊IR情報：investor relations。投資家向け情報のこと。

　病院では，患者からの窓口負担金や職員の出張旅費精算など現金の入出金が行われている。最終的にこれらの情報が財務経理課に集約され，この情報をもとに帳簿に起票し，日々の残高と実際の有高をチェックして合致していることを確認する。また，不正や事故を防ぐため複数の職員によるチェック体制や，現金の流れを網羅することも重要な業務である。経営の透明性を確保するためエビデンス（証憑）に基づき帳簿を起票しなければならない。

　また，銀行口座への診療報酬の入金確認や仕入れ業者への支払いなどの現金ならびに預金管理だけでなく，病院におけるあらゆる活動を把握することから，財務経理課職員には守秘義務も要求される。

　これらの会計業務は1か月単位で集計され，月次損益として院長などの病院幹部に対して報告が行われる。これにより病院幹部は経営状況の確認を行い，経営意思決定につながるため，すみやかに正確な月次損益を作成しなければならない。

　また，年度末には決算処理を行う。決算処理とは会計期間（1年）単位で集計し，財務諸表を作成することである。この財務諸表をもとに法人税や消費税などの税務申告や，監査法人などによる外部監査を受け公告するため，決算処理を正確かつ迅速に行うことが必要となる。これを実現するためには，日常業務の段階で，会計処理するためのすべての情報が迅速に財務経理課に報告されるよう，業務プロセスを洗練しておく必要がある。

　財務諸表については，監査法人などによる外部監査を受けることにより，その正確性が担保されるとともに，会計処理上の課題や経営上の課題も指摘されることから，会計監査への対応は財務経理課にとって重要な業務のひとつと位置づけられる。

（2）資金管理

　病院の活動上，資金管理は重要な課題である。資金管理とは，経費などの支払いに対応できるよう，入ってくるお金と出ていくお金の管理を行い，資金の流れをコントロールしていくことをさす。もし支払の際に現金を用意できないようなことが起こると，病院は借入をして資金を調達する必要がでてくる。この手続きがうまくいかないと不渡り

を出すことになってしまい，最悪の場合，倒産の危機に陥ることになる。こうなると，病院の信用は著しく損なわれ，経営に大きな影響を及ぼすことになってしまう。資金管理は経営者だけでなく財務経理課にとって非常に重要な業務である。

　資金管理を行うためには，毎年発生する賞与資金・納税資金や医療機器購入費などを年間の事業計画と予算策定の段階から把握し，年間の資金繰りを想定してどのように資金を調達するのかという資金計画に基づき日常の資金管理を行う。また，医療機器の修繕など突発事象に伴う高額支払いを想定し，余裕のある資金管理が必要となる。

（3）経営管理

　財務経理課のもうひとつの重要な役割として経営管理があげられる。これは，会計情報と医事課にて集計される業務係数をもとに経営分析を行い，病院経営の課題や業績を明らかにすることで，改善策や経営戦略につながる計画の立案と実行に寄与するものである。

　例えば，損益計算書から成長性や収益性を判断し，医業収益に対する医業費用の比率などで各費用の妥当性や課題を明らかにすることができる。また，貸借対照表からは安全性・効率性などを判断することができる。このように，さまざまな視点から病院の財務状況や経営実績を判断・評価する。

　特に予算策定とその管理は重要である。予算は病院の理念やビジョンの達成に向けて，経営企画室などで立案された経営戦略と次年度の事業計画に対し，それを実行するための投資額や収益の想定，費用の想定などを行い，資金計画・採算計画とも合わせて策定する。

　ここで策定された予算をもとに月次損益計算などにおいて予算対実績の分析を行うことができる。この分析により，どの費用が予算や前年実績と比べ突出しているか，その原因をさらに分析することで経営上の課題を発見でき，速やかに改善策の立案や実行が可能となる。

　このように，財務経理課は，財務内容の透明性の確保や資金管理・経営分析を行うことによって，病院の健全な運営をするための一役を担っている。

4 資 材 課

　一般的に経営資源は「ヒト・モノ・カネ・情報」と言われるが，資材課が扱うのはその中の「モノ（物）」になる。具体的には医薬品・診療材料，事務用品・消耗品・消耗備品，給食材料，高額医療機器などすべての物の管理をする部署である。また，白衣・寝具・車両などのリース物品の管理も行っている。また，医療消耗品などを中央材料室で管理している病院もある。

　ここでは，資材課の基本的な業務である，購買管理と在庫管理について説明する。

（1）購買管理

　病院では多種多様な物品が多数の部署で診療行為および診療支援業務に使用されており，資材課の業務は，「必要なときに，必要なものを，必要な数だけ供給する」という，しごく一般的なことを前提としている。

　資材課が扱う物品の総費用は医業収入に対して20％以上の比率に及んでいる。医業経営の効率化とコストダウンは不可欠であり，それに携わる資材課の存在意義は大きい。診療報酬の引き下げに伴い，資材業務における購買管理と在庫管理の精度向上は，経営改善施策として今後ますます注目され，資材業務の中でも最も重要視される事項である。

　汎用物品にかかわる各部署からの請求から払い出しまでの業務フローを，図6－5に示した。

　各部署から，資材課に物品請求が行われる。資材課で中央管理されている（在庫のある）物品についてはすぐに払い出しされるが，在庫がない物品については業者に発注される。

　発注した物品が発注内容と相違なく，決められた納期どおりに確実に納品されたかを確認する。月次単位で，購買先からの請求書と納品書を突き合わせ確認後，経理課へ支払いの依頼を行う。購買管理では適正で良品質の商品を安価に購買することが重要課題であり，そのため定期的な価格交渉が必要である。

　また，新規物品や高額医療機器を購入する場合は，物品購入検討委員会などで品質・価格・採算性を十分に検討のうえ，購入稟議書を作成し管理者の承認を得る。近年は，高額医療材料について，メーカーや納入業者による預託在庫方式を採用している病院も増加している。メリットは使用した材料のみ請求されるので，デッドストック（死蔵）

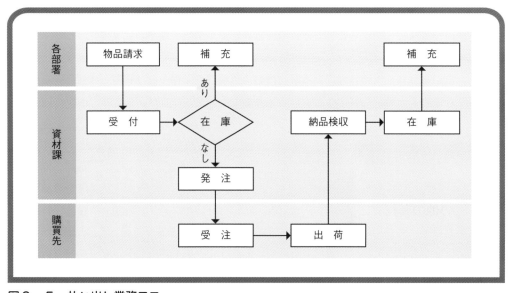

図6－5　払い出し業務フロー

になることがないことである。また，資材課職員の業者との癒着や不正行為が発生しないよう，複数でのチェックができる内部統制が機能する体制作りが重要である。

（2）在庫管理

経営管理を行ううえで，在庫の管理は重要な課題である。資材倉庫のみならず院内全体の適正在庫・安全在庫を把握し，不良在庫・過剰在庫を防止する必要がある。最近ではシステムの導入により，購入から在庫管理までを一括で行い経営効率を上げている病院もある。

在庫管理の目的は，①適正な在庫量で資金を回転させ経営効率を高める，②納品までのリードタイムを短縮し在庫量を低減する，③同種同効品の取扱銘柄を絞り込み，購買管理の合理化と標準化を図る，ことである。

また，保管方法については，①回転率の高い品目から棚（ラック）の手前に収納する，②用途と形状に合わせた分別整理，が必要であり，棚には棚番号をつける。保管場所については，中央倉庫方式（セントラル化）で集中管理を行うのが原則である。中央材料室でもかまわないが，分散在庫を防止することを意識する。

在庫管理のルールについては，①物品請求日・払い出し日のルールを院内で取り決めその流れで業務を行う（院内での在庫管理意識の啓発），②物品請求台帳・部署別請求払出台帳の帳簿の整備が不可欠，③各部署は管理担当者と責任者を配置し，責任ある管理を行う。

病院資産を適正に把握し，経営管理に役立てるため，「棚卸」の実施は必須である。棚卸の時期については，月末・期末の最終日に行い，対象品目は資材の購買項目に該当し勘定科目に属する品目で，医療消耗品費・検査材料費・画像診断材料費・消耗品費・被服費・事務用品費などがある。棚卸の実施者については，原則として資材課職員が行うが，病院規模によっては各部署担当者が行う場合もある。医療機器を含む資産についても，年度末には実地棚卸が必要であり，資産管理システムなどのソフトを導入し，購買システム・財務経理システムと連携している病院もある。

また近年は，医療現場の要望により的確に医療消耗品などを各部署に供給し，死蔵・過剰在庫の解消，請求・発注業務の軽減，保険請求漏れを防止し，病院経営をサポートするSPD（supply；供給・processing；加工・distribution；分配）システムを導入する病院が増えており，さらに，医薬品についても導入する病院がみられる（図6-6）。

（3）その他の業務
1）医療機器・什器備品の管理

医療機器については，リースで導入される場合が多く，「リース物件台帳」を作成し，リース開始日・満了日，リース会社，リース金額，物件管理番号などを時系列に整備する。什器備品については，リース物件でない場合は，「備品台帳」を作成し，物件には管理

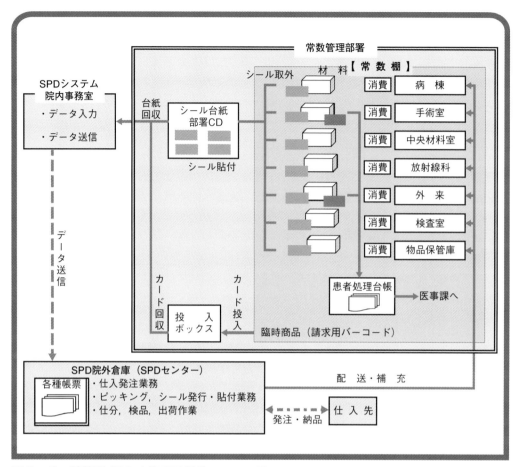

図6-6 院外型 SPD 定数商品供給フローの例

ラベルなどで管理する。購入日・設置部署・管理番号・物件名・規格は必須項目である。

2）特定保険医療材料の保険請求突合

資材課で購買した物品が適正な価格で保険請求されているかのチェックは重要であり，物品管理に留まらず，保険請求漏れの防止と保険請求単価の適正化を図るため毎月行うことが大事である。

対象品目は特定保険医療材料と在宅レンタル機器で，突合項目は請求名称・請求単価・請求数量，できれば患者氏名である。差異が生じた場合は，使用部署と患者氏名の特定を行い，現場での記載漏れか，医事課での請求漏れかを確認し，それでも特定できない場合は，購入先の過誤請求がなかったかを確認する。特に，在宅レンタル機器（酸素濃縮器・携帯酸素ボンベなど）が見落とされている場合が多く，医事課との連携した管理が必要である。

3）高額医療機器の稼動状況の把握

高額医療機器の稼動が，維持費用を含めて損益上採算が取れているかを確認し，経営

管理者の意図と合致しない場合に稼動を推進することが重要である。

　　対象機器は CT，MRI，放射線治療器，超音波診断装置，血管撮影装置などで，いずれもリース対象物件である。稼働採算計算は，該当機器の稼働による医業収入と，リース料金・保守契約料金・水道光熱費などの費用を計算し収益額を算出する。

【職員（入職 13 年目，医事課 8 年・資材課 5 年）のコメント】

　医事課外来勤務後，資材課に配属され 5 年目です。払い出し業務は SPD を導入しているので，事務用品・消耗品のみを行っています。最近は，医療消耗品を含めた原価削減対策に取り組んでいます。直接収益に反映するので，成果が出たときは達成感があります。今後は医療機器の情報を収集して知識を深めることを目標としています。

---

5 情報システム管理室

（1）病院内情報システムの機能と機器

　　情報システム管理室は，電子カルテシステムをはじめ，医事会計システム，医療用画像管理システム（PACS），臨床検査システム，薬剤部門システムなど，多岐にわたる病院情報システムの運用設計から導入・運用，トラブル対応を行っている（図 6 - 7）。情報をシステム間で共有することにより，登録や修正された情報が各システムで自動的に更新される仕組みを構築し，情報の登録の負荷軽減や誤転記などのミスなどを防止している。

　　　＊ PACS（picture archiving and communication system）：医療用画像管理システムのこと。CR，CT，MRI といった画像撮影装置から受信した画像データを保管，閲覧，管理することを目的とする。

　　コンピュータの不具合で動作がおかしくなることもあり，そのような状況が発生した場合には，できるだけ診療に影響が起きないように対応している。最近では，コンピュータやサーバーが外部からの攻撃を受け，個人情報が流出する事件が多発している。そのため病院では，外部のネットワークと完全に遮断した環境でシステムを運用している。また，突然の停電などに対処できるよう，サーバー室に無停電装置を設置しているが，想定以上の大規模災害時に患者データが失われることに対して，遠隔地にクラウドサーバーを構築してデータをバックアップしている病院も現れている。

（2）主な業務の内容

　　専門の知識と技能を有する SE（システム・エンジニア：情報処理技術者・医療情報技師）を中心に，患者にとって大切な医療情報を安全かつ適切に運用・管理している。

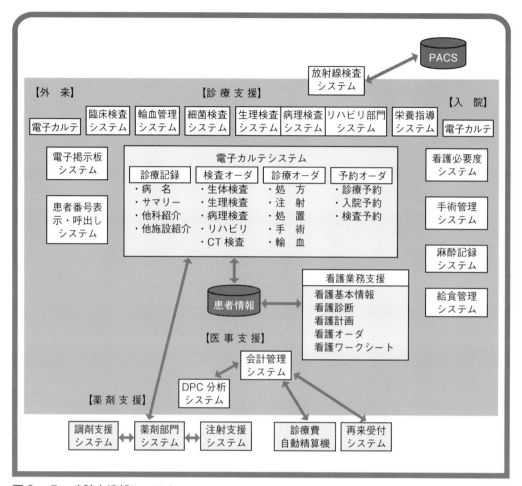

図6-7　病院内情報システム

1）ハードウエアの保守・管理

　　サーバーやパソコンが正常に稼働するよう保守・管理を行うとともに，どの部署でどのような機器が使用されているかという IT 機器の資産管理も行っている。また，端末機器に障害が起こった場合は，速やかに対応できるよう，保守部品をストックして修理を行っている。また，新規採用職員向けに電子カルテの運用指導も行っている。

2）ソフトウエアの保守

　　システム障害によるトラブルの復旧作業や，システムベンダーより送付される最新データへの更新作業，障害によるパソコンの再セットアップ作業などを行う。

3）ネットワーク管理

　　利用履歴の管理を行い，不正利用のチェックおよび対策を実施する 。ネットワーク負荷検査を行い，効率的な運用の維持と必要に応じて環境構築を行う。

4）利用者権限の管理

　病院に職員が採用された時点で，新規登録を行う。また退職した場合は抹消登録を行う。所属部署および氏名が変更した場合や役職変更で利用権限変更した場合には変更登録を行う。

5）セキュリティ監視

　個人情報保護の観点から，患者の情報の取扱いには特に配慮が必要である。電子カルテの端末のコンピュータでは，情報が取り出せないよう，USB接続ができないように制限をしているが，加えて，不正流失や外部からのハッキング（ウイルス感染）に備えて，セキュリティソフトの運用や外部にデータを持ち出せないようにハードウエアのセキュリティ対策を行っている。

　このようなシステム的なセキュリティ加え，職員向けにセキュリティ教育や「個人情報保護法」に関する教育も行っている。

6　経営企画室

（1）業務内容

　経営企画室では，経営に関するデータを収集・分析し，経営や病院の意思決定に必要な経営情報の収集・分析・提供に関する業務を主に行っている。

　具体的には，事業計画，予算，会議などの報告資料の作成をはじめ，広報部門の広報誌の作成や患者満足度調査，地域連携・相談室の地域医療機関対象のセミナーや市民講座などの企画・運営のサポートなども行っている。

　病院内の業務だけではなく，急速な展開が予想される厚生労働省の医療政策の動向や，地域包括ケアシステムにおける医療・介護の重要な情報を収集し，経営マネジメントにつなげている。このように経営企画室は病院全体を把握し，問題点を抽出し，それに対する戦略を企画立案し，各プロジェクトを組織横断的に実行させる。

　事務部門に属する場合もあるが，理事長・病院長直轄のスタッフとする病院もみられる。

（2）事業計画の作成

　ここでは，経営企画室の重要な業務のひとつである事業計画の作成手順について説明する。

　前年度の業績見込みについての詳細な分析・検討を踏まえ，各診療部長や各部署の責任者全員と病院幹部が各々ヒアリングを必ず実施し，来期の運営方針や具体的戦略を決定する。診療科ごとの科別目標，コメディカルの目標業務量など，看護部・事務部もすべて必要な目標を設定し，目標に対する各実施責任者を明確にして達成スケジュールを定める。その後，理事会で決定し，病院全体に事業計画を発表する（図6－8）。

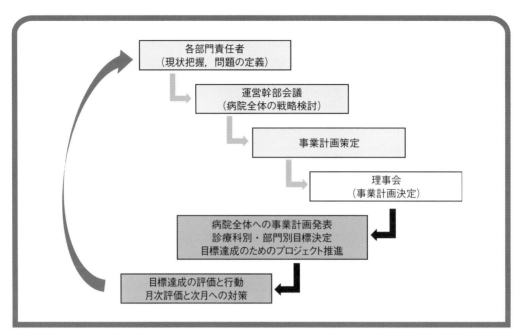

図6-8　事業計画の実行プロセス

　このように経営企画室は，最前線で活躍する医療スタッフを支援することはもちろん，病院の経営課題に対する提案，医療活動の分析と改善に向けたフィードバックなど，重要な役割を担っている。また，院内で進行している多岐にわたるプロジェクト活動の推進，ときにはファシリテーターとして，チーム医療を支える欠かせない存在になっている。経営に関する幅広い知識やデータ分析力，改善策の提案力などの総合的な企画力を身につけることが必要とされる。

　　*ファシリテーター：ファシリティとは「ある事象に便宜を図る，目的を達成するために手段を与える」という意味がある。プロジェクト活動等のいわば司令塔としての役割を果たす者。

外来診療プロセスとチーム医療における事務部門　4

　各事務部門は，直接的・間接的に患者への診療プロセスを支援する機能や役割を果たしている。ここでは外来診療プロセスを例に，事務部門のかかわり方を説明する。

　一般的な病院での外来診療プロセスを図6-9に示した。

　患者は来院して，まず医事課外来で受付をし，各診療科の待合室を経由して，診察室で医師の診察を受ける。診察の結果，必要に応じて，検査・放射線・投薬処方のオーダ

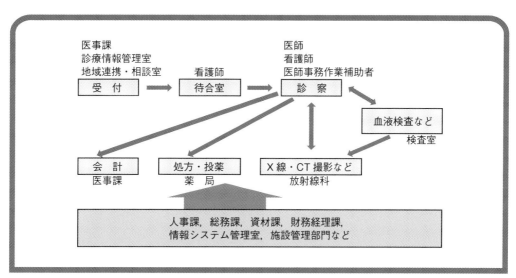

図6-9　外来診療のプロセスと事務部門のかかわり

が出され，患者は採血やレントゲン撮影などを受け，再度診察室に戻り，医師から検査結果の説明を受ける。その結果，薬のオーダが出され，点滴室で点滴を受け，終了次第，患者は会計窓口で精算をする。院外処方の場合は，処方せんを受け取り，院内調剤の場合は，薬局の窓口で薬を受け取って帰宅する。再診がある場合は，予約センターなどで予約を取りつけて帰宅する。

　医事課職員は患者から，受付窓口で「初診申込書」と「健康保険証」を受け取り，受付業務を行う。健康保険証の有効期限切れや氏名・生年月日・住所などの間違いがないか確認をする。「紹介状」の持参確認もこのとき行う。再診患者で，保険証や住所の変更があった場合は，変更登録を行う。病院によっては，混雑を緩和するため保険証確認窓口を別に設けている病院もある。予約患者は「予約票」をもって直接診療科窓口に行く病院もあるが，基本的には医事課が直接このプロセスにかかわる。

　受付が終了すれば，待合室で順番を待つ。診察室前に中待合室を設置し，診察室での会話が漏れ聞こえないよう，プライバシーに配慮をした設計になっている病院も増えている。

　最近では，受診前の不安を解消するためにさまざまな工夫をこらしている。例えば待合室の照明を間接照明にしたり，落ち着いた色調の壁紙や床にカーペットを敷いたりしている。診察案内表示システムの採用により診察までの待ち時間の表示や，テレビやインフォメーションを切り替えて表示させることにより，退屈を感じさせない対策を行ってもいる（図6-4参照）。これらの業務には，総務課，資材課や施設管理部門がかかわっており，場合によっては経営企画室も支援を行っている。

　診療のプロセスにおいては，医師事務作業補助者による電子カルテへの代行入力，診断書作成の代行入力など，直接のかかわりが増えている。また，新規採用の医師に対し

ては，情報システム管理室の SE により，電子カルテの操作説明を行っている。また電子カルテシステムの開発・更新・変更作業も SE が行っている。

診療に使用される医療消耗品・事務用品などは資材課が，薬剤については薬剤部門が供給・在庫管理をしている。外来検査・放射線部門で使用される CT をはじめとする高額医療機器の購入および資産管理・リース管理は資材課がかかわっており，資産の償却については，経理財務課がかかわっている。

会計のプロセスにおいては，会計窓口は，医事課が直接かかわっているが，入金や診療費自動精算機の管理については財務経理課の担当となっている。

全体のプロセスを通じて，職員の採用・教育・退職，給与・賞与計算，福利厚生などは人事課が関与しており，診療報酬にかかわる施設基準の届出，増改築にかかわる「病院開設許可事項一部変更許可申請」などの各種届出，内線電話・院内通信番号管理などは総務課が関与している。このように「運営管理系」の事務部門は，患者との直接のかかわりは少ないが，病院全体を土台から支えている部門である。

本章の各節で述べてきたように，病院の事務は受付・診療報酬請求だけと思われた時代は過去の話である。「運営管理系」の事務部門を強化し，いかに病院経営にかかわるかが今後の課題である。

また，医事課の項目で述べたように，外来診療プロセスの最初と最後にかかわるのが医事課職員である。医事課職員の接遇マナーで病院の印象が大きく変わる。そのためにも人事課による接遇教育が重要である。

本章では，病院事務部門の役割や機能について述べた。特に「医療支援系」と「運営管理系」に分類される各課の役割や機能は，それぞれが単独で成立しているのではなく，相互補完的に協働することにより，効率的に機能することを示した。しかしながら，病院組織が多くの職種で構成されており，部署間での協働がうまく行われない事例がある。その解決に向けて病院全体が取り組もうとするとき，病院事務部門は診療部門・看護部門・副診療技術部門を縁の下から支える役割や機能を果たすのである。今後の病院経営において，事務職員はマネジメントの役割，コーディネーターとしての役割が大きくなり，そのために能力開発の必要性はますます高まっていくものと思われる。

参 考 文 献

• 飯田修平（2015）『病院早わかり読本〔第5版〕』医学書院
• 今中雄一（2010）『病院の教科書　知っておきたい組織と機能』医学書院

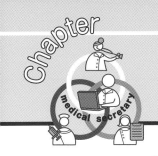

Chapter 7

施設管理・環境整備部門

施設管理・環境整備部門の 役割と機能 1

1 病院の特徴

　病院は24時間365日，休みなく活動している。その間，施設内では電気・ガス・水道設備はもちろん，さまざまな機材・設備が止まることなく，正確に動き続けていなければならない。また，建物は，患者が安心して療養できるよう，安全管理，転倒・転落防止対策，院内感染対策，防災対策に配慮したものとなっている。

　医療施設の建物は，「建築基準法」，「同施行令」，「消防法」，「医療法」，「同施行規則」，「電気事業法」，「大気汚染防止法」，「水道法」，「下水道法」などの各法令に定める基準等に適合することが必要である（表7－1）。

2 施設管理・環境整備部門の役割

　施設管理・環境整備部門は，病院で活動する職員や患者に，安全で快適な環境を提供するために，建物・設備の維持・管理および保守・点検修理を行っている。老朽化した建物，設備に対して，単純に修理・更新の手配をするだけでなく，病院全体の中・長期にわたる運営方針や経費対効果を考慮した適切な修繕計画の策定も担っている。

　また，東日本大震災以降，災害拠点病院に指定されている施設は，病院機能維持が大きな課題として重要性を増してきており，大規模な停電や断水の発生時にも機能不全に陥ることがないよう，自家発電機やバッテリーをはじめとする非常用電源設備の保全・改修や，災害用井戸設備の新設などにも積極的に取り組んでいる。

　医療ガスに関する保守点検業務も行っているが，ほとんどの施設で業者委託となっている。

表7-1　病院・診療所の建物・施設等について定められている基準の例（一部）

項　目	根拠規定	規制の概要
病　室	医療法施行規則 第16条	• 病室は，地階または3階以上の階には設けないこと • ただし，主要構造部を耐火構造とする場合は，3階以上に設けることができる
高齢者・障害者などに対する配慮	高齢者，障害者等の移動等の円滑化の促進に関する法律 第14条第1項	• 一定規模（2,000㎡）以上の病院または診療所を建築するときは，廊下・階段等の構造および配置について，「建築物移動等円滑化基準」に適合させなければならない
耐火・準耐火	建築基準法 第27条	• 3階以上の階を，病院・診療所の用途に供する建築物は，耐火建築物とすること
内装制限	消防法 第8条の3	• 病院または診療所において使用するカーテン類は，防炎性能を有するものでなければならない
階　段	医療法施行規則 第16条	• 2階以上の階に病室を有するものにあっては，患者の使用する屋内の直通階段を2以上設けること（ただし規定あり）
床面積	医療法施行規則 第16条	• 病院の病室および診療所の療養病床に係る病室の床面積は，患者1人につき $6.4\ m^2$ 以上とすること
廊下の幅	建築基準法施行令 第119条	• 両側に居室のある廊下の場合，1.6m以上 • 片廊下の場合，1.2m以上
	医療法施行規則 第16条	• 精神病床および療養病床に係る病室に隣接する廊下の幅は1.8 m以上とすること。両側に居室がある廊下の幅は2.7 m以上としなければならない • 上記以外の病院の病室に隣接する廊下の幅は1.8 m以上とすること。両側に居室がある廊下の幅は2.1m以上としなければならない

施設管理・環境整備部門の担当する設備 2

　該当する設備には，電気設備（発電設備含む），空調設備，給排水衛生設備，消防設備，搬送設備などがあり，機器ごとに保守点検計画を策定し，維持管理を行っている。また，日常発生するトラブル・故障の修理にすばやく対応・復旧ができるよう努めている。

（1）電 気 設 備

　医療機関では，人工呼吸器・人工心肺装置，酸素供給装置などの生命維持装置が多く稼働しており，停電に対する対応が非常に重要である。「消防法」による設置義務のある非常用発電機は，消防設備や非常用避難設備以外の電力供給まで考慮されているわけではなく，病院の場合は，災害発生時に対応した医療機器への電力供給が必要となる。

　また，東日本大震災時のように長期間インフラが整備されない状況では，発電機の燃料（重油等）の確保が課題となり，最近は，LPガス非常用発電機と災害用LPガスバルクが注目されている。電力の供給以外にも，復旧までの数日間，患者や職員の食事や暖房，シャワー等への給湯等が可能となる。

　病院のコンセントは「一般用コンセント」と「医用コンセント」に大きく分かれ，医用コンセントはさらに「一般回路」，「発電回路」，「無停電電源回路」に分かれており，一般回路は白，発電回路は赤，無停電電源回路は緑としてわかりやすく色で区別している（図7-1）。何らかの原因で停電になった場合には，発電機が作動して「発電回路」に電気が供給されるが，そのために，生命維持装置等は通常「発電回路」の赤コンセントに接続されている。瞬時の停電でもデータが消えてしまう検査機器や電子カルテサーバーは無停電電源回路に接続されている。

　照明設備については，消費電力の低減目的およびLED照明器具の価格低下や寿命の延伸により，全館の照明をLEDとする病院が増えている。

　院内の電話設備，ナースコール設備，病室のテレビ等も維持管理の対象である。

（2）空 調 設 備

　病院の空調設備においては，患者・医師・職員，ともに快適な環境で治療および療養ができることが第一に要求される。

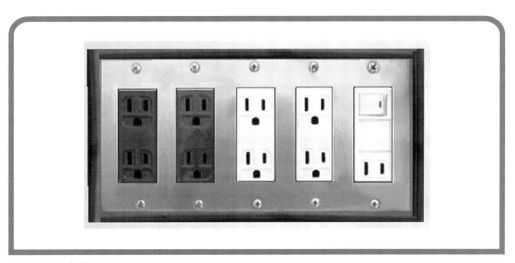

図7-1　色分けされたコンセント

病室の用途に応じて，温湿度だけでなく高清浄度空気の維持も病院ならではの特色である。バイオクリーン手術室は高度清潔区域でクラス100，一般手術室は清潔区域でクラス1,000，ICU・NICU・血管撮影室は準清潔区域でクラス10,000，一般病室・各診察室等は一般清潔区域でクラス100,000に区別される。特に10,000以上の清浄度を保つためには，HEPAフィルターで空気清浄を行い，換気量を調整して空気圧を陽圧（内部の気圧が外気圧より高い状態）にする制御を行う必要がある。

一方，汚染管理区域である細菌検査室・病理検査室・隔離診察室や，拡散防止区域である患者用便所・不潔リネン庫・汚物処理室については，陰圧（内部の気圧を外気圧よりも低くする）管理が必要である。これらの管理区域ではフィルターの清掃・交換や，定期的な空気清浄度検査を実施している。

■清　浄　度■

クリーンルームの清浄度は，「一定の体積中の基準の大きさ以上の塵埃の数量」で示される。規格の原本は1963年の米国連邦規格「Federal Standard 209」で，1993年に改定された「Fed.Std 209E」が最新版であるが，一般的に最も使われているのは「209D」である。1フィート立方中（28.8リットル）に0.5ミクロン以上の微粒子が何個あるかで表すもので，209Dの「クラス100」とは，1フィート立方中に0.5ミクロン以上の微粒子が100個以下であることを示す。

（3）給排水衛生設備

該当する設備には，給水設備，給湯設備，排水設備，蒸気設備等があり，機器ごとに維持管理を行っている。病院の給水設備はほとんどが，受水槽から揚水ポンプで高架水槽に汲み上げる受水槽方式（水道の配水管→受水槽→加圧ポンプ→高架水槽→給水管→給水栓）がとられている。この方式の場合，受水槽から先は「簡易専用水道」と呼ばれ，法律により年1回の清掃ならびに法定点検を受けなければならない。

コスト削減や大規模災害に備えて井戸水を採用している病院も数多くみられる。井戸水を飲用で使用する場合は，「水道法」の水質基準全項目（2020年現在51項目）の水質検査を行う必要がある。

給湯設備には，「局所給湯方式」と「中央給湯方式」があり，ほとんどの病院は，ボイラーや温水ヒーターの熱源を用いて間接加熱式貯湯槽で作られた湯を供給用ポンプで必要な箇所に配管で供給している中央給湯方式を採用している。

都市部の大部分では下水道の普及により，トイレ排水や雑排水は直接放流であるが，それ以外の地域では浄化槽を経由して排水される。厨房では，排水管内に油脂が固着して配管詰まりを起こす危険性があるため，グリストラップを設置している。また，透析施設の排水はpHを調整するため中和槽を経由し排水される。

放射性同位元素を用いる施設については，「医療法施行規則」第30条の11第１項第２号に定める排水設備（浄化槽，貯留槽，希釈槽）を設けることが必要であり，この排水設備は保守・点検作業を計画的に行わなければならない。

（4）その他の設備
1）蒸気設備
　中央材料室で医療材料を滅菌するためにオートクレーブが設置されており，オートクレーブに高圧蒸気を供給するため蒸気ボイラーが必要である。オートクレーブか停止してしまうと滅菌業務が滞るので，定期的な維持管理が必要である。また，蒸気ボイラーは，機種によってはその取扱い・管理に免許が必要なものもある。

2）医療ガス設備
　「医療法施行規則」第16条第１項第１号の規定に基づき，医療ガス（診療の用に供する酸素，各種麻酔ガス，窒素・圧縮空気吸引等をいう）設備の安全管理を図り，患者の安全を確保することを目的として，医療ガス安全管理委員会を設置しなければならない。委員会の活動は以下の通りである。
　①年１回の委員会開催，②保守点検の実施（配管設備部分は業者委託可），③増設工事，部分改造，修理後の試験・検査を実施し安全確認，④病院内の各部門に，医療ガスに関する知識を普及し啓発に努めること。

3）消防設備
　消防設備には消火設備，警報設備，避難設備の３種類がある（表７－２）。
　2013年に発生した福岡市の診療所火災では，多くの死傷者が発生したことから，「消防法施行令」が大きく改正された。この改正により，病院や患者を入院させる診療所等に消火器，自動火災報知設備，スプリンクラー設備などが，原則として延べ面積に関係なく設置しなければならなくなった。なお，現在ある建物や新築中などのものは，消火器以外の消防用設備等は，その設置を一定期間猶予される経過措置が設けられている。消防用設備等は，「消防法施行規則」第31条の６により，機器点検が６か月ごと，総合点検が１年ごとと定められている。

表７－２　消防設備

消火設備	消火器，屋内消火栓設備，スプリンクラー設備，泡消火設備　など
警報設備	自動火災報知設備，消防機関へ通報する火災報知設備　など
避難設備	避難器具，誘導灯および誘導標識　など

4）搬送設備
　搬送設備には，エレベーター，エスカレーター，小荷物専用昇降機があり，「建築基準法」により保守点検・維持管理・定期報告が義務づけられている。

5）その他

環境整備部門には，医療用感染廃棄物の分別収集，清掃作業，寝具の洗濯，施設内警備が含まれる。最近では，そのほとんどが業者委託となっている。

「医療法」および関係法令では，患者等の診療・収容に著しい影響を与えるものとして，以下の8つの業務を定めている。

① 検体検査，② 滅菌消毒，③ 患者等給食，④ 患者搬送，⑤ 医療機器の保守点検，⑥ 医療用ガス供給設備の保守点検，⑦ 寝具類洗濯，⑧ 院内清掃

病院等は，これらの業務を外部に委託するときは，厚生労働省令で定める基準に適合している事業者であれば，一般財団法人医療関連サービス振興会が交付している「医療関連サービスマーク」を受けていなくても差し支えない。

施設管理・環境整備部門にかかわる資格 ③

施設管理の部門は，ほとんどの病院で事務部門に所属している。設備ごとに法定・管理項目があり，関連資格等が必要となる（表7-3）。病院によっては医療ガス設備の日常点検や簡単な修理を，臨床工学科が担当をしている場合もある。

表7-3 施設管理・環境整備にかかわる資格と対象設備

法令等	関連資格	対象設備
電気事業法	電気主任技術者	電気設備全般
消防法	危険物取扱者	発電機用オイルタンク
	消防設備士	消防設備（スプリンクラー，消火設備）
建築基準法	建築設備検査資格者	非常用照明，火災連動機器（防火シャッター，防火扉）
大気汚染防止法	大気関係公害防止管理者	発電機設備
労働安全衛生法	ボイラー技士および講習受講者	第二種圧力装置
水道法・下水道法	公害防止管理者および講習修了者	特定施設

4 サービス提供者の一員として の施設管理・環境整備部門

　入院医療サービスを提供する病室において，施設管理部門がかかわる設備を表7－4に示した。病室には施設管理部門がかかわる設備が多くある。ふだん病室で施設管理部門の職員を見かけることはあまりないが，施設管理・環境整備部門は，365日医療サービスが滞りなく提供できるよう，点検・整備を行っている。

表7－4　病室の設備

設　　備	病室内設備
電　　気	照明，読書灯，ナースコール，TV，コンセント，電話
空　　調	ファンコイル，エアコン，排気ファン
給排水衛生	洗面（給排水），トイレ，シャワー
医療ガス	医療ガスアウトレット（酸素，吸引，圧縮空気）
消　　防	スプリンクラーヘッド，煙感知機器，熱感知機器

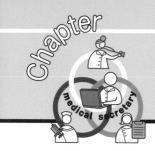

病院における経営管理とは何か　1

　2人以上が協同して同じ目的を達成しようとするとき，そこに「組織」が発生する。病院で働く職員たちは，医師，看護師，薬剤師，事務部門職員など，さまざまな資格や職能をもっている人間の集まり（組織）であり，病院の組織は，「職能別組織」といえる。そして，組織の発生とともに，業務分担や連携・協力などの約束事が必要になる。これが「管理」（マネジメント）の始まりである。

　非常に優秀な技術や知見をもった人を多く集めても，「管理」が適切でなければ，各人はその能力を発揮できない。以前の日本の医療機関では"精進と奨励"式の管理が行われてきたが，このような管理が不適切であったことは，容易に理解できるであろう。

　病院といえども，管理項目には一般企業と共通するものも多い。とはいえ，病院は一般企業とは異なり，利益の追求を第一義とはしない。一般企業で導入されている管理とは異なる考え方も必要である。

　病院を管理する目的は，社会的に必要なインフラである「病院」の使命を達成し続けていき，また，病院を維持していくことにある。病院が使命を達成するためには，経営理念に基づいた具体的なビジョンを定め，目的達成のために基本方針を示し，その方針に沿った計画を策定し，各部門のさまざまな資源や機能を活用していくことを考える一連のプロセスが重要である（図8－1）。

　　*ビジョン：その病院の存在する意義，目的，目標のこと。

　　*理　念：ビジョンを追求・達成するための具体的な行動規範のこと。

　　*使命（ミッション）：ビジョン達成のための，「信念」となる根本的価値基準を示したもの。

　日本の医療関係者は，「経営」という言葉から，利益追求を連想し，「管理」という言葉からは，統制，命令などということを連想することが多いであろう。「経営管理」という言葉に好意的なイメージは持っていない人びとも多い。しかし，病院を経営管理する目的は，前述したとおり，病院の存続を継続させ，その病院の使命を達成することであり，一方，病院を存続させるための経営環境は，年々厳しくなっている。

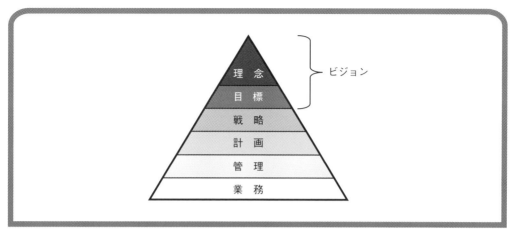

図8－1　ビジネスヒエラルキーの中の戦略のポジション

日本の病院の経営環境 2

（1）少子高齢社会と診療報酬の抑制

　　現在の日本の病院が置かれている経営環境を確認すると，近年の国家財政の悪化，保険料収入の伸びなやみ，急速な高齢化の進展などにより，病院の唯一ともいえる収入源である診療報酬の水準は，厳しく抑えられてきている。この大きな要因は，少子高齢化にある。少子によって生産年齢が減少し，税収も減少する。一方で，高齢者は今後しばらくはまだ増加し続ける。高齢者が増加するということは，患者が増えるということで，すなわち，医療費が増加するということにつながり，診療報酬を抑制しようということになるわけである（図8－2）。

　　また，高齢化により疾病構造にも変化がある。全年齢計でみて最も総患者数が多いのは「循環器系の疾患」であるが，2位以降は全年齢計と65歳以上とで異なる。

　　「筋骨格系および結合組織の疾病」，「内分泌，栄養および代謝疾患」，「眼および付属器の疾患」，「新生物」などは，全年齢計に比べて65歳以上で多い疾患である。逆に，「消化器系の疾患」，「呼吸器系の疾患」，「精神および行動の障害」は65歳以上に比べて全年齢計で多く，若年者に多い疾患と考えられる。

　　疾病分類の詳細をみると，総患者数が最多の「循環器系疾患」には「高血圧性疾患」，「心疾患（高血圧性のものを除く）」，「虚血性心疾患」，「脳血管疾患」等が含まれる。そのうち「心疾患（高血圧性を除く）」，「脳血管疾患」は，日本の死因の多くを占める疾病である。

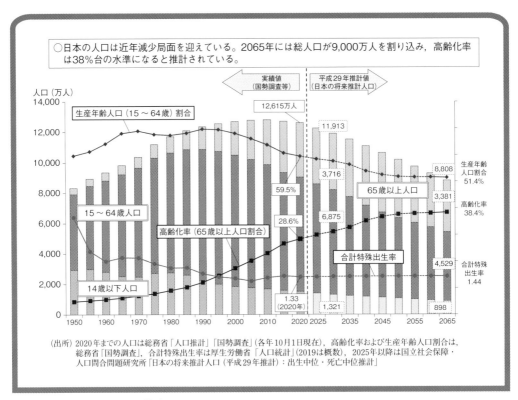

図8-2　日本の人口の推移

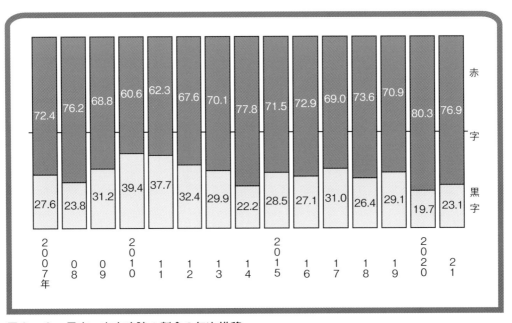

図8-3　黒字・赤字病院の割合の年次推移

出典：（一社）全国公私病院連盟：令和3年 病院運営実態分析調査の概要（2022）

65 歳以上に多い「筋骨格系および結合組織の疾患」には，例えば「関節症」，「脊柱障害」，「骨の密度および構造の障害」などを含む。「内分泌，栄養および代謝疾患」は，「糖尿病」を含む疾病分類であり，また，「新生物」のうち 8 割近くが「悪性新生物」である。これらの高齢者に多い疾患には，いわゆる「生活習慣病」といわれるものが多く含まれる。

（2）病院の収支状況

　全国公私病院連盟の「令和 3 年度 病院運営実態分析調査の概要」によると，アンケートに協力した病院の 76.9％（456 病院）が赤字であった。その内訳は，259 の自治体病院のうち赤字病院は 91.9％（238 病院），その他の 168 の公的病院のうち赤字病院は 68.5％（115 病院），166 の私的病院のうち赤字病院は 62.0％（103 病院）という結果で，非常に厳しい経営状況である（図 8 − 3）。

　病院を取り巻く経営環境の悪化は，継続的なものであり，実効性の高い対応が求められる。医師などの医療資源と患者との関係，疾病構造の変化，医療訴訟の増加，消費者意識の向上など，病院経営に対して逆風となる環境の変化を列挙したらきりがない。近年では新型コロナウイルス感染症によるパンデミックも発生し，医療機関の経営に多大な影響を及ぼしている。

病院の経営資源 3

　病院管理，病院経営とは，目的などを達成するために組織や資源をどのように効率よく配分し，動かすかということである。そして，人を動かすには，動機づけ，モチベーションが必要であり，その知識，活用方法を学ぶことは経営者にとって非常に重要である。

1 人 的 資 源

　医師や看護師など，保健・医療に携わる職種はもちろん，介護などの福祉関連分野にかかわる職種も含めての，「人」のことである。高度な専門サービスを提供する病院にとって，「人」は最重要の資産，資源である。近年は，医師だけではなく，関連する複数の職種によるチーム医療が実践されている。

2 物 的 資 源

（1）施　　　設

　物的資源の代表的なものは医療施設である。病院，診療所，助産所，調剤薬局，訪問

看護ステーション，老人保健施設，健康増進施設などが含まれる。

介護福祉施設としては，介護老人保健施設，介護老人福祉施設（特別養護老人ホーム），在宅介護支援センター，ケアハウスなどがある。

施設以外の物的資源には，医療機器や医薬品，福祉用具などがある。

病院数が，2019年度には8,300施設であったが，2020年度は8,238施設となり，62施設減少した。1990年のピーク時の10,096施設からは，実に1,858施設も減少したことになる（表8－1）。

（2）医 薬 品

医薬品とは，国が決めた基準である「日本薬局方」に掲載され，疾病の診断や治療または予防に使用されることが目的とされるものである。医薬品は，「医療用医薬品」と「一般用医薬品」に分けられ，一般用医薬品は，処方せんなしで購入が可能なものであり，「OTC（over the counter）薬品」とも呼ばれる。

医療用医薬品の中には，特許などの製造に関する法律の制約がなくなり，主成分，効能が先発医薬品とほぼ同じである「後発医薬品（ジェネリック医薬品）」もある。後発医薬品は，薬の開発にコストがかかっていないので，先発医薬品に比べて薬価が低く設定されていることが多く，医療費の削減に寄与することが期待されている。

新薬の開発，医薬品の製造には信頼性の基準として「GCP（good clinical practice）」が定められている。GCPとは人に対して行われる臨床試験を実施する際に，倫理性と科学性が担保されるためのルールを定めたもので，新薬の承認申請の際の承認申請資料を得るときの必須条件となっており，治験を実施する際に遵守すべき基準として法制化もされている（第5章5参照）。

（3）医 療 機 器

医療機器の定義は，「疾病の診断，治療の予防に使用，または身体の構造や機能に影響を及ぼすことを目的とする機械器具等」とされている（医薬品医療機器等法第2条第4項）。

人体への影響の大きさから，以下の3つに分類されている。

① 一般医療機器……故障が発生した場合の人体への影響が極めて少ない。
　　　　　　　　　　例：X線フィルムなど。
② 管理医療機器……人体への影響は比較的低いもの。
　　　　　　　　　　例：X線撮影装置，MRI，超音波診断装置など。
③ 高度管理医療機器……人体への影響が大きいもの。
　　　　　　　　　　　例：人工透析装置，ペースメーカー，コンタクトレンズなど。

医療機器には，上記のほか，手術台，聴診器，ピンセットのような器具機械，縫合糸などの医療用品，医療材料，衛生用品などがある。

表8－1　医療施設（病院・診療所）数の推移

年　　　次	病　　院	(再掲)国立	(再掲)公的	(再掲)その他	一般診療所	歯科診療所
1877（明治10）年	159	12	112	35		
1882（　　15）	626	(330)		296		
1892（　　25）	576	(198)		378		
1897（　　30）	624	3	156	465		
1902（　　35）	746	4	151	591		
1907（　　40）	807	5	101	691		
1926（大正15）	3,429	(1,680)		1,749		
1930（昭和　5）	3,716	(1,683)		2,033		
1935（　　10）	4,625	(1,814)		2,811	35,772	18,066
1940（　　15）	4,732	(1,647)		3,085	36,416	20,290
1945（　　20）	645	(297)		348	6,607	3,660
1950（　　25）	3,408	383	572	2,453	43,827	21,380
1955（　　30）	5,119	425	1,337	3,357	51,349	24,773
1960（　　35）	6,094	452	1,442	4,200	59,008	27,020
1965（　　40）	7,047	448	1,466	5,133	64,524	28,602
1970（　　45）	7,974	444	1,388	6,142	68,997	29,911
1975（　　50）	8,294	439	1,366	6,489	73,114	32,565
1980（　　55）	9,055	453	1,369	7,233	77,611	38,834
1985（　　60）	9,608	411	1,369	7,828	78,927	45,540
1990（平成　2）	10,096	399	1,371	8,326	80,852	52,216
1995（　　7）	9,606	388	1,372	7,846	87,069	58,407
2000（　　12）	9,266	359	1,373	7,534	92,824	63,361
2001（　　13）	9,239	349	1,375	7,515	94,019	64,297
2002（　　14）	9,187	336	1,377	7,474	94,819	65,073
2003（　　15）	9,122	323	1,382	7,417	96,050	65,828
2004（　　16）	9,077	304	1,377	7,396	97,051	66,557
2005（　　17）	9,026	294	1,362	7,370	97,442	66,732
2006（　　18）	8,943	292	1,351	7,300	98,609	67,392
2007（　　19）	8,862	291	1,325	7,246	99,532	67,798
2008（　　20）	8,794	276	1,320	7,198	99,083	67,779
2009（　　21）	8,739	275	1,296	7,168	99,635	68,097
2010（　　22）	8,670	274	1,278	7,118	99,824	68,384
2011（　　23）	8,605	274	1,258	7,073	99,547	68,156
2012（　　24）	8,565	274	1,252	7,039	100,152	68,474
2013（　　25）	8,540	273	1,242	7,025	100,528	68,701
2014（　　26）	8,493	329	1,231	6,933	100,461	68,592
2015（　　27）	8,480	329	1,227	6,924	100,995	68,737
2016（　　28）	8,442	327	1,213	6,902	101,529	68,940
2017（　　29）	8,412	327	1,211	6,874	101,471	68,609
2018（　　30）	8,372	324	1,207	6,841	102,105	68,613
2019（令和元）	8,300	322	1,202	6,776	102,616	68,500
2020（　　2）	8,238	321	1,199	6,718	102,612	67,874

注）（　）内は公的の総数。
資料）内務省：衛生局年報（明治8年〜昭和12年），厚生省：衛生年報（昭和13年〜昭和27年），
　　　厚生労働省政策統括官付保健統計室：医療施設調査（昭和28年〜）

```
┌─────────────────────────────────────────────────────────┐
│                    ■設 備 投 資■                          │
│   医療機関が設備投資を行う目的は，以下の3つである。         │
│ ① 持続的な安定感がある医療提供のため                       │
│   多くの医療機関は年中無休の24時間営業であり，医療機器や医療システムはいつでも │
│ 使用できなければならない。したがって，適切なメンテナンスを実施するとともに，必要 │
│ に応じて古い機器を新しい機器に入れ替えることも重要である。新しい機器への入れ替え │
│ の判断は，機器の「不具合発生の頻度と不具合の内容の深刻度」で判断する。           │
│ ② 医療サービスのレベル向上／医療の質の向上のため                             │
│   ひと口にサービスレベルの向上と言ってもその内容はさまざまである。設備・機器を購 │
│ 入する際に，誰に対するサービスの向上なのかを明確にし，投資額に対し得られるサービ │
│ スの度合いを予測し，投資の可否の判断を行う。                                 │
│   設備・機器などの投資の可否を判断する方法に，「投資回収期間法」がある。これは， │
│ 投資額を回収する期間の長さによって投資の可否を判断する方法で，回収期間が短いほど， │
│ 投資対効果が優れていると判断する。                                         │
│       投資回収期間＝投資額÷期間効果（期間あたりに得られるキャッシュ）         │
│ ③ 診療能力（量）の向上のため                                             │
│   ここでいう診療能力とは「質」ではなく「量」の処理能力の向上をさす。患者数がたと │
│ え拡大したとしても，医療機関側の対応能力やスペースに問題があれば対応できない。検 │
│ 査機器・治療機器の量が対応能力を制限する事例は多く，「検査機器の処理能力を向上さ │
│ せる」というのが代表的である。                                             │
└─────────────────────────────────────────────────────────┘
```

3 情 報 資 源

　　情報資源とは，診療録をはじめとする各種の診療関連記録すべてをさす。これらの記録は，正確かつ迅速に記録されなければならない。特に医師については，「医師法」第24条第1項，「医師法施行規則」第23条，「保険医療機関及び保険医療養担当規則」第22条によって，その義務が規定されている。

　　記録内容も，患者の診察に関する内容はもちろん，家族に関することや仕事に関することなど多種多様であり，その情報量も膨大な量となることがある。そのために，情報の標準化が必要で，特に診療録の記載管理には，問題志向型診療記録（POMR：problem oriented medical record）を用いて，近年では電子カルテを採用している病院が多く，膨大な情報は，電子カルテ内に格納されることが多い。

4 資 金 資 源

　　流入する資金には大きく分けて次の2つがある。ひとつは，自己資本や他人資本（金

融機関などからの借入金など）であり，この資本は何かの結果ではなく，真水的な資本といえる。もうひとつは，医業収益や医業外収益などの資金再流入であり，こちらは真水的な資本を基に医業収益を上げ，必要な経費を差し引いた残りの利益のことである。

　流出する資金は，設備投資，医薬品や診療材料などの材料費，人件費，借入金返済などであり，収益や利益を生み出すために必要な資金ということもいえる。

■医療機関における個人情報保護（最低限の遵守事項）■

●個人情報の利用・取得に関し，利用目的を特定し，その目的以外に利用しない。

　医師が学会発表を行う際などに，患者の個人情報を利用する場合が多くある。事前に承諾を得ておくか，個人が特定されないように加工するなどの工夫が必要である。

●組織的・人的・物理的・技術的安全管理施策を実施しなければならない。

　電子カルテの管理がポイントであり，閲覧制限機能などもひとつの手段である。

●本人の同意なしに第三者に個人の情報を提供してはならない。

　例外規定として，大規模災害時などで緊急搬送された患者の情報は，「人の生命・身体または財産の保護に必要で，本人の同意を得ることが困難な場合」に該当し，本人の同意なしで第三者に情報を提供できる。

●個人情報の開示訂正，利用等について当該本人からその開示を求められた場合，当該本人に請求する権利はあるが，対応して実行するかどうかの判断の権利はあくまでも医療機関側にある。

参 考 文 献

- 令和3年 病院運営実態分析調査の概要　全国公私病院連盟
- 高橋政祺（2013）『病院管理学入門』医学書院
- 現代医業経営研究会（2006）『戦略医業経営の21章』医学通信社
- 野口吉昭（2002）『戦略シナリオのノウハウ・ドゥハウ』PHP研究所

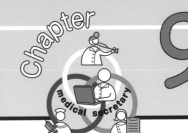

病院管理の方法

経営戦略 ①

1 ミッションの明確化とビジョンの策定

　病院管理の目的が，病院の使命を達成し続けるために，病院を維持し続けることであるならば，病院の管理とは，「経営の管理」ということができる。そして，経営には，「戦略」が必要である。戦略は，「理念，ビジョンを達成するためのルール」と定義することができる。戦略とは，ビジョン実現のコンセプトであり，計画，管理，業務を規定するものといえる。

　ビジョンを実現するための戦略においては，具体的な計画，目標管理にブレイクダウン（分類，細分化）しなければならず，ビジョン⇒戦略⇒計画の一貫したシナリオが必要である（図9-1）。

　明確なミッションに基づいてビジョンを策定することは，経営者にとって，最優先の課題である。多くの病院で，その病院の理念やビジョンなどの文言が，病院の正面玄関などに掲示されているが，そこに書かれている内容を実現または実践するために病院は存続しているのである。

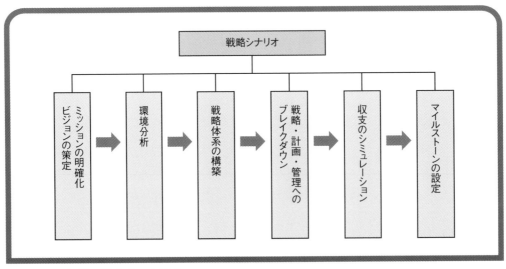

図9-1　経営の戦略的シナリオ

2 環境分析

　病院（の経営）を取り巻く環境には，外部環境と内部環境の2種類がある。

（1）外部環境

　外部環境分析は，医業経営を取り巻く病院の外部環境の変化やトレンドを分析することである。外部環境には，市場環境だけではなく，法律や医療技術も含まれる。特に病院の場合，「医療法」の改正や診療報酬の改定などが経営に大きな影響を与える。この分析の主な目的は，機会（ビジネスチャンス）と（経営に対する）脅威を明らかにして，経営に対するリスクを判断することである。

1）一般環境

　一般環境分析の対象は，医療技術・機器などの技術革新や進歩，経済状況（動向）や国民医療費の動向，人口の推移や年齢階級の構造，社会的心理的傾向，「医療法」改正や診療報酬改定などの政治や施策などである。

2）産業分析

　産業分析の対象は，患者構成，産業構造，雇用状況などである。患者構成には，患者数，患者の受療行動など，産業構造としては，病院の数，種類，特性などがあげられる。また近年は，少子化に伴い，医師や看護師をはじめとする職員の確保も今後ますます困難になることが予想されており，人材の確保はもちろん個々人の能力を最大限に発揮できる環境整備も重要である。さらに，医療機関の立地条件，交通整備の状況，他の医療機関との連携の状況などが重要項目である。

3）市場分析

　市場分析は，量的側面と質的側面の両方向から実施する。

　量的側面は，市場規模，医療サービスの寿命，市場の飽和度，市場の成長率，市場占有率，需要の安定度などである。

　質的側面は，患者のニーズ，患者のニーズを満足させる方法，医療サービスを受ける場所・方法，病院の情報入手方法，競合病院の動向などである。

4）競合分析

　競合病院分析では，競合病院の持っている戦略的な優先アイテムを識別することが主目的となる。その際，今後の脅威となりうる潜在的な競合相手も分析の対象に加える。

　分析項目を，表9－1に示す。

（2）内部環境

　医業経営において成功するか否かは，外部環境も重要であるが，自院組織のもっている能力を最大限に発揮できるかどうかも，同様に重要である。人材，資金，建物などの

表9－1　競合分析における分析項目

- 競合病院の主な能力と強み（医師数や所有医療機器など）
- 競合病院の主な弱み
- 既に獲得済の戦略的優位点（交通の便などの立地条件など）
- 実行している戦略（紹介率を上げるためのさまざまな施策など）
- 現在の状況（総収入，市場シェア，ベッド数など）
- 医療サービス政策
- 自由診療の価格設定（個室料金など）
- 利益水準
- 財政状況

表9－2　内部環境の分析項目

- 財　務（資金調達，配分，運用にかかわる活動）
- 人　事（職員の募集，採用，トレーニング，教育，配置などの一連の管理活動）
- 購　買（医療機器などの購入活動）
- 診　療（医療サービスの提供能力）
- 研　究（医療技術の研究・開発活動）
- 情　報
- 検　査
- 給　食
- 情報処理（情報の入手速度，分析能力，応用能力）
- 組織（計画とコントロール，動機づけ，コミュニケーション，リーダーシップ）
- 組織風土（経営者や職員の仕事に対する基本的スタンス，ビジョン，理念）

経営資源を定量的に把握し，そのうえで，自院の強みと弱みを明らかにしておくことが重要である。医業経営の内部環境分析の代表的な項目を表9－2に示した。

3　戦略分析ツール；SWOT 分析

　SWOT 分析は，自院が置かれた環境を構造的に整理したいときに使用する基本的な分析ツールである。内部環境として自院の「強み」（strength）と「弱み」（weakness），外部環境下の自院の「機会」（opportunity）と「脅威」（threat）を，4つのマトリックスを使って整理する。このツールによって，具体的な経営課題が浮き彫りになり，次の戦略的な発想が生まれてくる（図9－2）。

4　意思決定と戦略立案

　病院の経営は，医療制度や診療報酬などによる影響が大きいこと，提供する医療サービスの特性を客観的に評価・可視化することが難しいことなどが大きな特徴である。さらに，医師など専門性が高い職種と患者という医療知識の量が圧倒的に異なる者が，共

			【外　部　環　境】	
			機　会 (Opportunity)	脅　威 (Threat)
			二次医療圏内の 有意な病床数と 診療科目	人口減少 診療報酬改定 病床機能報告
【内部環境】	強　み (Strength)	地域密着型 医療の提供	・地域包括ケア病棟 　の申請 ・回復期リハビリテー 　ション病棟の増床	・一般病床の減床 ・小児科継続の検討
	弱　み (Weakness)	立地条件が 悪い	・医療連携の強化 ・送迎バス導入の 　検討	・病床数の減床 ・看護重症度の低下 ・在宅復帰率の低下

図9－2　病院の SWOT 分析の例

　同して治療方法の選択などを行わなければならない。

　地域の医療計画との関係にも十分に配慮し，自院の地域医療におけるポジショニングを明らかにする必要がある。そのうえで，自院があるべき姿，すなわち，機能や役割，診療科目などについて考慮のうえ，提供する医療サービスの内容を検討していく。

　戦略立案時の注意点は以下のとおりである。

- 外部環境と自院の経営資源(内部環境)の分析に基づき，機会とリスクを明確にする。
- 自院の置かれた状況（ポジショニング）や，制度による制約などの諸条件を理解したうえで，戦略を立案する。
- 他の病院との比較から，自院の方向性を定める〔差別化やフォーカス＆ディープ（焦点化と深化）を念頭に〕。
- 一元的な患者獲得ではなく，真の患者本位の医療を実現するための戦略にする。

5 行動計画の策定

（1）サービス・プロフィット・チェーンの考え方

　医療は，患者という“人”を相手にサービスを提供するという特徴から，サービス・プロフィット・チェーン（SPC）の考え方が応用できる（図9－3）。

　　　＊サービス・プロフィット・チェーン；service profit chain：従業員満足度，顧客（患者）満足度，企業（病院）利益の因果関係を示したフレームワークのこと。ハーバード・ビジネススクールのヘスケット教授（Heskett,J.S.）と，サッサー教授（Sasser Jr.,W.E.）らが1994年に提唱した概念。

　病院職員の働くことへの満足度と参画意識を高めることが重要であり，職員満足度と

参画意識が高まれば生産性は向上し，効率的な医療サービスの提供も可能になる。

　そのうえで，患者本位での医療サービスの質，効率，安全の確保に向けて，業務改善や技術研鑽を行う。経営者は，職員が自らの提案による業務改善が実施できるように導き，ホスピタリティとサービスの影響を理解し適切に管理し，ときには外部資源の活用も視野に入れて，総合的に提供する医療サービスが向上するように活動しなければならない（図9−4）。なお，経営管理においてもPDCAサイクルの活用が重要である。

■医療機関の人材の5つの特徴■

特徴1：スペシャリストの集団（有資格者の集まり）

　医療機関は，国家試験やそれに準じる資格を有している人が多くいる職場であり，有資格者のみに許される仕事も多く存在する。

特徴2：チームによる連携活動が多い

　「チーム医療」という言葉が既に定着している。医師と看護師，さらに薬剤師など多くの職種の医療従事者が連携して患者の治療にあたることが多い。

特徴3：自立性が高い

　職種や自部署の仕事の範疇が決められていることが多く，部署ごとの自立意識が強い。さらに患者への迅速な対応も求められ，個々の職員に対しても短期間での自立を要求されることが多い。

特徴4：組織硬直性が強い

　部署異動や職務転換がほとんどない。部署内異動はあっても部署の垣根を越えての異動はほとんどない。組織内の人事流動性は極めて低い。

特徴5：離職率（院外流動率）が高い

　転職率・離職率が非常に高く，医療機関間での人材移動が多い。さらに退職後に再雇用するなどといったことも頻繁に行われる。

＊上記のいくつかの特色に関連して，部署間のセクショナリズムが強いことも医療機関の特色のひとつである。

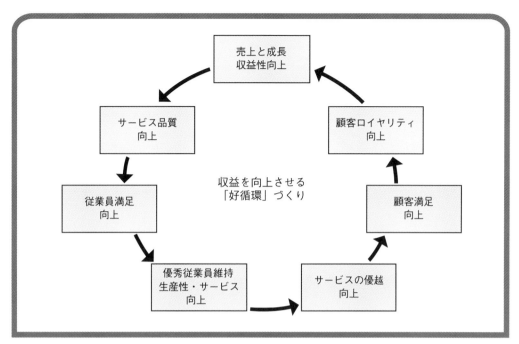

図9－3　サービス・プロフィット・チェーンの概念；「企業の利益と成長」「顧客の満足・ロイヤリティ」「サービスの優越」「従業員の満足」の関係

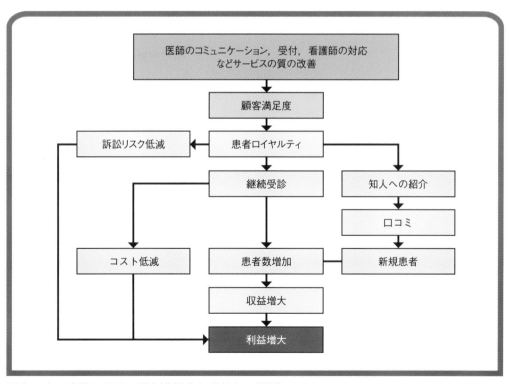

図9－4　病院における顧客満足度と利益との関係

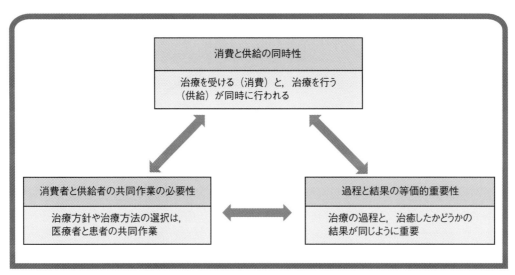

図9-5　医療サービスの特徴

（2）医療サービスの特徴（図9-5）

1）消費と供給の同時性

　　医師が診療室や入院病棟で患者を治療・診察するという行為は，医療サービスの供給ということになる。患者側からみると，患者は医療サービスを消費しているということとなる。医療サービスでは，消費と供給が同時に行われているということになる。

2）過程と結果の等価的重要性

　　サービスの結果とは何だろうか。飲食店で外食したとき“おいしかった”，“まずかった”などが「結果」である。そして，“席につくまで待たされた”，“ウエイターの対応が素晴らしかった”というのは「過程」である。では，医療サービスにおいての「結果」とは何だろうか。“病気やケガが治った”ということが「結果」で，治療の際に“痛かった”，“苦しかった”，“医師や看護師の対応が素晴らしかった”などが「過程」である。

　　飲食店での“まずかった”という結果に対しては，「次は別のものを頼もう」とか，「次は別の店に行こう」という回避行動をとることができるが，医療サービスにおいての“治らなかった”という結果は，消費者である患者にとって受け入れがたい。他のサービス業よりも過程や結果が重要視されるということである。

3）消費者と供給者の共同作業の必要性

　　現在は，インフォームドコンセント＊がきちんと実施される。重篤な疾患であればなおさらである。医療の供給側（多くの場合は医師）が一方的に治療内容を決めるのではなく，患者や患者家族と治療内容を決めていくこととなっている。すなわち，消費者と提供者の共同作業ということであり，医療サービスでは，この作業が非常に重要である。

　　　　＊インフォームドコンセント：疾患や治療方法などの「正しい情報を得た（伝えられ理解した）うえでの合意」を意味する概念。患者の自己決定権を保証するシステム。

経営のリスクマネジメント ②

1 リスクマネジメントとクオリティアシュアランス

　リスクマネジメントは，把握⇒評価・分析⇒対応⇒再評価，というプロセスを基本として展開される。医療におけるリスクマネジメントは，一般企業のリスクマネジメントとは異なり，単なる組織防衛や経営存続の取り組みだけではなく，医療本来の目的である「医療の質の確保」に主眼があるといわれている。日本医師会医療安全対策委員会は，医療のリスクマネジメントを，表9-3のように定義している。

　わが国では，「安全な医療を提供するための活動」を慣習的にリスクマネジメントと呼んでいるが，米国の病院におけるこの用語の意味とは少し異なっている。米国の医療機関が行っている医療事故や医事紛争に関係する活動は，大きく「リスクマネジメント」と「クオリティアシュアランス」の2つに分けられる。どちらも，医療従事者や診療科・部署の任意の活動ではなく，病院に対して法的に義務づけられているプログラムである（図9-6）。

2 病院経営におけるリスクの特徴と種類

（1）病院経営におけるリスクの特徴

　病院の経営についてのリスクを一般企業の経営のリスクと比較して考えると，いくつか大きく違う点が浮かび上がってくる。

　1点目は，医療の値段は診療報酬点数という公定価格であり，一般企業下であるような価格競争にはならない点である。診療報酬点数という公定価格を採用している理由はいくつかあるが，医療は人の生命にかかわるサービスであること，財政面では国民の税金が財源であることなどがあげられる。病院の経営者の中には，自分たちが提供する医療サービスに対し，自由に価格を決められないと非難する声もあるが，価格差別化の余地が極めて小さいということが，経営リスクを軽減していることにもつながっていることを理解する必要がある。

　2点目は，医療サービスに対する需要の問題である。医療サービスは必需品的な性質のサービスであり，その価格は前述したように公定価格であり，基本的にはどの病院で受診しても費用はほとんど変わらない。しかも，自己負担は非常に低く設定されているので，患者の所得の高低によって，医療に対する需要が大きく変動することはない。医

表9-3 医療のリスクマネジメントの定義（日本医師会医療安全対策委員会）

- 医療機関の有形および無形の資産の保護
- 患者，訪問者，従業員の傷害からの保護
- 事故の原因や紛争の火種の検出，分析，対策
- 医療の質をモニター・改善することによる事故や紛争の予防

	リスクマネジメント	クオリティアシュアランス
担当部門	経営・事務部門	臨床部門
対 象	• 財政的リスク（financial） • 法的リスク（legal risk） • 臨床的リスク（clinical）	• 患者の診察に必要な技術や知識の保証や向上（standard of care）
手 法	インシデントレポート	各種委員会
担当者	リスクマネージャー	メディカルディレクター
概念図	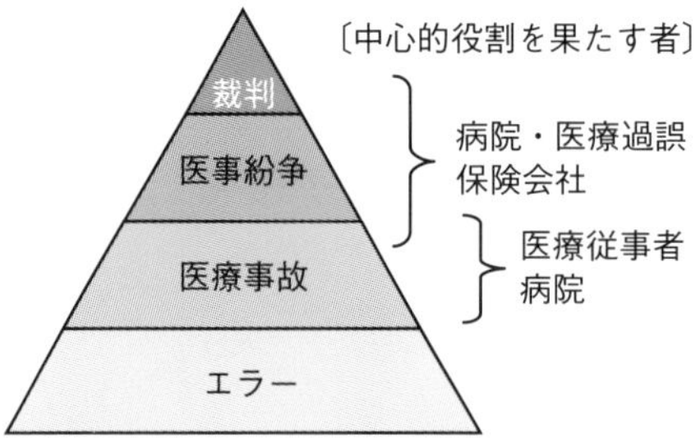	excellent care ---------------------- standard of care ---------------------- substandard of care　←見つけ出して，教育・トレーニング・懲罰

図9-6　リスクマネジメントとクオリティアシュアランス

療は不況に強い産業であると言われる所以でもある。この点からも，一般企業に比して経営リスクが小さいといえる。

3点目は，新規参入がきわめて少ないということである。「医療法」により営利企業の医療への参入は原則として禁止されているし，海外からの参入も禁止されている。既得権益が保護されている産業であるということである。

では病院の経営リスクは，他の産業の経営リスクと比べて低いかというと，一概にそうともいえない。公定価格であるということは，価格戦略が使えないことになり，価格以外のサービスで患者に選んでもらわなければならない。不況に強い産業であるといっても，まったく影響を受けないわけではなく，経済的な問題は，診療報酬のマイナス改定につながり，収益額の減少につながる。取引先企業の破たんなどによる回収不能債権の発生も考えられないわけではない。新規参入が制限されているが，これは同時に，自

分たちの規模の拡大にも制限が及んでいるということでもある。

　さらに，医療サービスの特徴として，医療行為は人体にメスを入れ，医薬品という異物を飲ませるといった，それが医療行為でなければ，単なる傷害行為とほとんど変わらないようなことを行っているということである。患者の病気やケガを治すといった目的があるからこそ，許される行為に過ぎない。しかも，すべての患者が常に治癒するとは限らない。さらに，医療事故や医療過誤の問題もある。医療事故や医療過誤が発生すると，その病院を受診する患者は減少し，ひいては医業収益の減少に直結し，経営上の大きな問題になりかねない。病院の経営的なリスクマネジメントには，医療事故や医療過誤のリスクマネジメントも含まれることとなる。

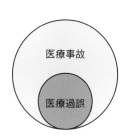

> ＊**医療事故**：医療にかかわるすべての過程で発生した人身事故であり，患者，病院職員の区別を問わない。さらに原因の所在も問わない。
>
> ＊**医療過誤**：医療事故の一類型であり，医療従事者が患者に対して，医療の遂行において，医療的準則に違反して被害を発生させたもの。

（2）リスクの種類

　近年の医業経営を取り巻く環境の変化は激しく，いつ経営リスクが顕在化するかわからない。

1）環境予測関連リスク

　経営に影響を与える環境が変化することを予測することは非常に重要である。しかし，環境の変化を予測する能力の欠如や，予測能力はあるが，経済的・組織的な要因で予測が困難になってしまうリスクのことである。

2）事業分野選定リスク

　たとえ環境予測が正しくできても，その後の対応，選定（医療サービス内容と市場）を誤ると成果には結びつかない。

3）競争戦略関連リスク

　選択した市場で医療サービスの提供を行う際，競合病院との競争をしなければならない。その競争方法を誤ることのリスクである。

3 リスクマネジメント

1）基本ステップ

リスクマネジメントの基本ステップを図9-7に示す。

2）リスクの構成要素と決定要因の関係

MacCrimmon[1] らによれば，リスクは3つの構成要素と，3つの決定要因から成り立っている。構成要素と決定要因の関係を図9-8に示す。

構成要素……①損失の規模，②損失の機会，③損失への直面

決定要因……①コントロールの欠如，②情報の欠如，③時間の欠如

4 リスクマネジメントに必要な能力と課題発見・解決手法

（1）必要な能力

1）論理的思考力（ロジカルシンキング）

物事を論理的に分析し，再構築する能力のことである。論理的思考には，①事象を論

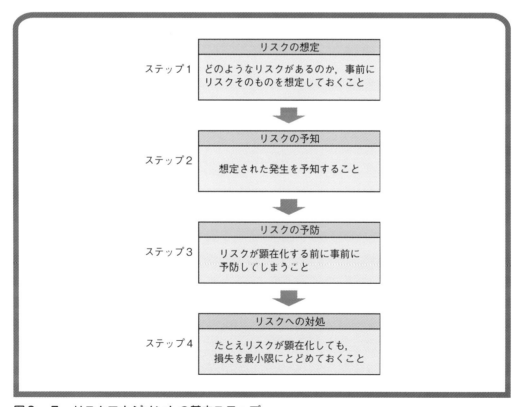

図9-7 リスクマネジメントの基本ステップ

理的に個別要素に分解する力，②分解した個別の要素間の関係を理解する力，③事象を定量的に理解する力，④個別要素を積み上げて統合する力，の４つの能力が必要である（図9－9）。

2）情報収集力

経営課題を解決するためには，まず必要な情報をチェックすることから始める。正しい情報がなくては，正しい判断はできないからである。情報が不十分であれば，情報収集を行うが，何を知るための情報収集なのか，どこに情報はあるのか，などを判断しなければならない。

3）意思決定力

経営は「意思決定の連続」ともいえる。情報があり，選択肢がいくつかあり，設定していく。現実には，そのまえに戦略や目標などがあり，そのための意思決定ということになる。

決定要因		構成要素		
		損失規模	損失機会	損失への直面
決定要因	コントロールの欠如	損失規模に影響力を行使できない		
	情報の欠如	損失規模を予測できない	損失機会を知りえない	損失にさらされていることを知らない
	時間の欠如	損失規模を理解し，あるいは減少させる時間が不十分である		

図9－8　リスクの決定要因と構成要素のマトリックス

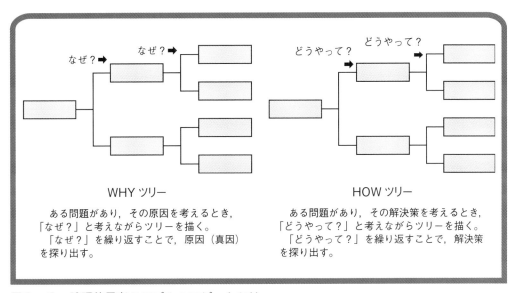

図9－9　論理的思考のモデル：ロジックツリー

（2）課題の発見・解決手法

　病院の規模が大きくなり，構造が複雑になればなるほど，さまざまな課題や問題が発生する。その課題や問題に対するアプローチ方法についての知識が必要とされる。

　課題の解決力が高くても，課題を見つけられなければ何にもならない。課題を見つけること（課題発見力）は，課題を解決する力と同じくらい重要である。課題を"発見する"，"気づく"には分析力が必要とされる。具体的には，現状と理想の間のギャップが，何によって生まれているのかを正確に把握することが重要である。原因がわかれば，解決策を立案できるが，解決策を考えるには，想像力・創造力が重要である。問題の解決プロセスはシンプルである。問題を発見したら，その背景や歴史を考え，次に問題自体の内容分析を行う。すなわち問題の原因を探っていくわけだが，問題が起きた（複数の場合もあり）原因を調査し，その原因が起きた原因をまた調査し，この調査を繰り返し，真の原因を探り出す。このときの注意点としては，最下層の原因が真の原因ではないケースもあるということである。この原因追及に漏れがあると，後の解決策の方向も誤ってしまう。注意が必要な点である。漏れがないように取り組む手法としてMECEの手法を採用することも勧められる。

　　　＊Mutually Exclusive, Collectively Exhaustive；MECE：洩れなくダブりなく，という意味で，ロジカルシンキングの一手法。

　ここでは，課題を発見するにも解決案を考えることにも利用できるいくつかの手法を紹介する。

1）ブレーンストーミング法

　与えられたテーマ（課題や問題点）についての，解決方法などのアイデアをひたすら数多く出す技法である。他者が出したアイデアを批判するのを禁止し，自由に制限なく発言していく。互いの発言内容を聞いて，そのアイデアを発展させることも可とする（図9－10）。

3）ＫＪ法

　川喜田二郎（東京工業大学名誉教授）によって考案された発想法。名刺大の紙片や

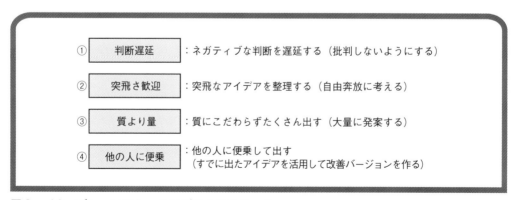

図9－10　ブレーンストーミングの４つのルール

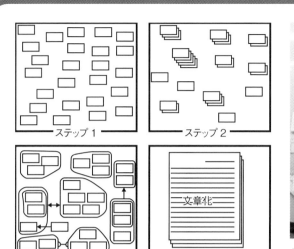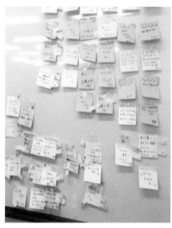

ホワイトボードに貼られたカード

ステップ1：思いついたことをカードに書き，ばらばらに貼っていく。
ステップ2：テーマや類似した内容ごとにグループにまとめていく。
ステップ3：グループ相互の関係を考えて配置し，関係を示す矢印を加えていく。
ステップ4：明らかになった課題や因果関係，解決策を文章化する。

図9−11　KJ法

　カードを使って，思いついたことを記入して，大判の紙やホワイトボードなどに貼って
いく。その後，テーマごとや類似内容ごとに集約していき，解決方法を発見する技法で
ある。通常はブレーンストーミングで出されたアイデアを整理するために併せて利用さ
れる（図9−11）。

5 管 理 項 目

1）人材管理

　人は，専門的な医療サービスを提供する病院にとって，最も重要なマネジメント対象
である。医師や看護師など国家資格所有者が集まっている病院においては，多くの専門
職を最大限に活用することが求められる。

　人的資源を管理する目的は，労働生産性の向上と，優秀な人材による他院との差別化
にある。この目的を達成できれば，業績は向上する。

　人的資源のもつ能力や技能は日々の仕事を通じて研鑽されている。つまり，その技能
レベルの高低は変化するということである。能力を向上させるには，継続的な学習，経
験が何より重要である。

　もうひとつ重要なことは，勤労意欲，モチベーションである。人が勤労意欲をもって
業務に当たるのと，そうでない場合では，結果に大きな差が出る。同じ技能・能力をもっ

■人を動かす動機付け■

◆マズロー（Maslow, A.H.）の欲求5段階論－人間の心には5つの欲求段階が存在する－

　第1階層の**生理的欲求**は，生きていくための基本的・本能的な欲求（食べたい，飲みたい，寝たいなど）である。この欲求がある程度満たされると，第2階層の**安全欲求**，すなわち，危機を回避したい，安全・安心な暮らしがしたい（雨風をしのぐ家，健康など）という欲求が生まれる。安全欲求が満たされると，第3階層の**社会的欲求**（帰属欲求），集団に属したり，仲間が欲しくなったりする欲求の充足を求めるようになる。この欲求が満たされないとき，人は孤独感や社会的不安を感じやすくなるといわれる。

　ここまでの欲求は，外的に満たされたいという思いからの欲求（**低次欲求**）で，これ以降は内的な心を満たしたいという欲求（**高次欲求**）である。

　社会的欲求の充足の次に芽生える欲求は，第4階層の**尊厳欲求**（承認欲求）で，他者から認められたい・尊敬されたいという欲求である。さらに最後に第5階層の**自己実現欲求**，自分の能力を引き出し創造的活動がしたいという欲求が生まれる。

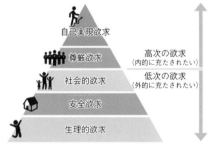

◆マクレランド（McClelland, D.C.）の欲求理論－マクレランドらのグループは，作業の場には3つの主要な動機あるいは欲求が存在していると提唱した－

①**達成欲求**（need for achievement）：ある一定の標準に関して，それをしのぎ，あるいはそれを達成し，成功しようと努力すること。

②**権力欲求**（need for power）：ほかの人びとに，何らかの働きかけがなければ起きない行動をさせたいという欲求。

③**親和欲求**（need for affliation）：友好的かつ密接な対人関係を結びたいという欲求。

　どうしても成功しなければいられないという欲求をもつ人がいる。彼らは成功の報酬よりも自分がそれを成し遂げたいという欲求から努力をするわけである。また，前回よりも上手に効率的にやりたいというようなことが達成欲求である。

　達成欲求の強い人は自分の責任の下でやってみたいという気持ちが強いのも特徴であり，権力欲求は他人にインパクトを与え，影響力を駆使して，コントロールしたいという欲望である。権力欲求が強い人は責任を与えられるのを楽しみ，競争が激しく地位や身分を重視する状況を好む。成果・結果よりも，他人への影響力を行使することにこだわる傾向がある。

　一方，親和欲求の強い人は，競争的な状況よりも協力をうながす状況を好み，相互の理解が必要な関係を築くことを好むとされている。

ていても，やる気や勤労意欲，モチベーションがなければ，その能力を最大限に発揮できず，差が生まれる。人的資源には常に勤労意欲を高めるように働きかけることが重要である。

2）会 計 管 理

病院が，その責務を果たすために，適正な利益を得ることは間違いなく必要である。また，病院という組織が，組織としての健全性を保つために，会計報告義務を果たすことには大きな意味がある。財務会計，管理会計など，それぞれに制度と活用方法がある（第11章参照）。

3）資 金 管 理（図9-12）

病院では，建て替えや増改築・修繕，新しい医療器機の購入・買い替えなど，多大な資金が必要になる機会が多い。必要な資金の調達方法，金融機関など調達先の確保と関係性の構築などが日ごろから必要である。

医療保険制度により，確実な資金回収が約束されている病院においては，精緻な資金管理は実施されていない事例もあるが，近年は，病院の倒産件数も増加しており，資金管理は重要になってきている。

4）物 的 資 源

病院における物的資源管理の対象は，医薬品や診療材料などである。「流動資産」と「固定資産」という分け方もできる。物的資源の多くは，診療という形で患者に使用されてはじめて収入となる。購入しても使用されなければ，購入費用が支出として出ていくだけである。したがって，物的資源の管理は，過剰投資の防止，過剰在庫の防止が管理の中心である。過剰な投資や在庫を防止するためには，需要予測が大事になってくる。

なお，資産管理の観点からは，①保管が必要なものは，施錠できるように管理されているか（麻薬など），②承認者以外が立ち入れないようになっているか，③保管場所は耐火構造になっているか，など，盗難や紛失の防止も考えておかなければならない。

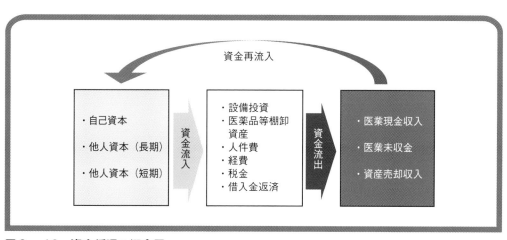

図9-12　資金循環の概念図

5）情報資源管理

　　情報資源はそもそも目に見えない。目に見えない情報資源ではあるが，定性的な評価としては，①正確性，②適時性，③経済性，④有効性などに着目する。電子カルテ内の情報などは，究極の個人情報の塊である。有効に利用することも可能であるが，外部からのハッキングなどによる情報漏洩などに対する対策も必須である。前述したように，患者はもちろんのこと，職員の個人情報にも注意が必要である。

引 用 文 献

1）　MacCrimmon, K.R.and Wehrung, D.A, with Stanbury, W.T. (1986):Taking Risks,the Management of Uncertainty The Free Press, pp.9-10

参 考 文 献

• 現代医業経営研究会（2006）『戦略医業経営の21章』医学通信社

Chapter 10 病院の組織

1 組織の概要

1 組織の成立要件

　組織は，意識的で目的指向的なものであって，2人以上（複数）の人びとが，共通目的達成の方向に向けて意思疎通（コミュニケーション）を図り，貢献努力を結集して，秩序ある調整によって構成員間の相互関係に調和を保っていく，動態的な協働のオープン・システムである。

　組織成立の必要条件は，①共通目的，②伝達（コミュニケーション），③貢献意欲，が存在することである。

1）共 通 目 的

　協働意欲は，協働の目的がなければ発展できない。このような目的のない場合には，どのような特定の努力が個々人に必要なのか，また，多くの場合に人びとがどのような満足を期待できるのかを知ることも予想することもできない。目的を認めるということと協働意欲は同時的なものである。

2）伝達（コミュニケーション）

　共通目的達成の可能性と人間の存在とが，協働的努力体系の相対する両極である。これらの潜在的なものを動的なものとする過程が伝達の過程である。共通の目的が一般に知らされなければならないことは当然であり，そのためには何らかの方法で伝達されなければならない。言葉による伝達はその手段のひとつであり，人びとに対する誘因も伝達に依存する。

3）貢 献 意 欲

　人を離れて組織は存在できない。人を単に組織を構成する単位として考えてはならない。重要なことは，組織を構成する人びとの用役・行為・行動または影響力であり，協働体系に対して努力をもって貢献しようとする人びとの意欲が不可欠となる。

2 公式組織と非公式組織

　組織には「公式組織」と「非公式組織」がある。

　公式組織とは，公に求められた方針や規則などに基づいて作られた組織をいい，費用

と能率の論理によって成立されたものである。

　非公式組織とは，自然発生的，自主的に集まった集団グループで，感情の論理によって成立しているものをいう。

3 組織の原則

　組織化が行われると，そこには，守らなければならないルール，約束事が発生する。集団内での各人の仕事の担当，作業分担と協力関係を明らかにしても，組織としての原則が守られなければ，真の組織化とはいえない。組織は原則が守られて，有機的な連携をもつ協同体となって初めて組織化されているといえる。

（1）組織の目的を明確にする

　組織は共通の目的を達成するために作られたものである。すべての病院には，その創設の目的がある。漫然と人が集まった集団ではなく，傷病者の治療などを目的として作られた場である。

（2）専門化と分業

　個人が，ひとりですべての作業を担当しては，非常に効率が悪いことは明らかである。自動車工場での車の組立て作業を例にとってみればわかりやすい。個人がすべての組み立て作業を行うとなると，かなり高度な技術が必要である。しかし実際には，各工程を担当する工員が流れ作業の中で与えられた作業を全うしている。新入工員でも簡単に行える作業段階まで分担してしまうことで，車の生産を可能にしてしまう工場もある。

　病院の場合も同様である。新人の医師とベテランの医師を個々人で比較すれば，その能力には差があるであろうが，専門化されたチームが集団で医療を行う場合には，個人の能力は，全体の効率と成果に大きな影響を与えない。

（3）指示・命令の統一化

　病院の現場では，各担当者が，ひとりの上司からの指示・命令で動いているのではなく，複数の指示・命令系統のもとで動いていることが少なくない。組織図上は，直属の上司はひとりであっても，その直属の上司のさらに上の人から，指示・命令が下りてくることも珍しくない。

　しかし，これは組織の破壊であり，階層化の否定につながる。それでは，病院長などから中間管理職を飛び越して，直接，指示・命令されたらどうすればよいだろうか。この場合は，直属の上司にその旨を伝え，改めて直属上司の指示・命令にしてもらう必要がある。非常に簡単な仕事内容の場合であれば，指示された仕事を終えてからの事後報告，事後了解を得る形でもよいこともある。

他部門の階層が上の者から指示・命令を受けた場合はどうであろうか。基本的には，他部門からの指示・命令はありえないし，仮にあってもそれは「協力の依頼」であり，依頼に応じるか否かは，受けた側の判断によることとなる。ただし，医師から看護師への指示・命令は特別で，この範疇には含まれない。

（4） 階　　層

　　階層とは，上級職から下級職にいたる責任者の系列である。この系列は，大きな組織になればなるほど多くなる。指示・命令は，階層を通じて上から順に流れてくるわけであり，逆に，報告などは下から上に流れるわけである。

　　しかし，階層が多くなればなるほど時間がかかる。そこで，病院では，途中の階層の人間に，あらかじめ直接関与する権限を与える了解を取っておく場合がある。そこで，医師が直接看護師に指示・命令することが可能になる。この場合は，仕事の協力依頼ではない。

（5） 権限と責任

　　仕事に対する権限は責任に対応する。責任だけ押し付けても，それを遂行する権限を同時に与えなければ，その業務は完遂できない。分担した仕事を効率よく遂行させるためには，必要な責任と権限を与え，それが本人に認識されていることが必要である。権限はすべて上司が握り，仕事だけは部下にやらせるという構図はあきらかに誤りである。

　　責任と権限が明確になっていないと，階層が上位の者や古参の者が顔をきかせる状況になってしまい，その結果，会議や話し合いばかり多くなり，仕事は遅々として進まない。また稟議書などを作成していくつものはんこが必要であったり，あるいは鉛筆1本購入するにも院長の決済が必要であるなどの状況は，組織としてあってはならない。誰も責任を取らない組織になってしまう。

（6） 統制の限界

　　ひとりの上司が管理する部下の人数には限界がある。一般的には3～7人が適当であるとされている。部下の人数が少なすぎると，過干渉や監督のやり過ぎに陥りやすく，部下から仕事を横取りしたりすることになりかねない。逆に部下の人数が多すぎると，目が行き届かなくなり，放置状態になってしまう。

　　病院の場合，院長の直属の部下が診療部長と事務部長の2人では少なすぎるということである。直属の部下が少ないと直接命令できる者が少なくなり，すべてが間接管理となってしまい，階層の数が増えてしまう。組織の中間層は少なく，命令系統は短いほど良いとされる。

4 経営組織の基本形態

（1）ライン組織 （図10-1）

　病院の組織として一番簡単にして明瞭なものは，ライン組織と呼ばれるものである。この組織の特徴は以下のとおりである。

- 院長からの指示が一本化して流れるので間違いがない。
- 命令の重複がない。
- 誰に報告すればよいかが明確になっている。
- 指示を出した者は，結果の報告を簡単に催促することができる。
- 規模の小さい組織では極めて有効に作用する（大病院よりは診療所向き）。
- 職務と権限を明白に規定することができる。

　一方，最大の欠点は，すべての人に平等に万能的な能力を期待するところに相当の無理があることである。職務当事者としては高い能力をもっていても，管理能力に欠けている場合は，その集団は集団としての力が弱まってしまう。

　ライン組織は，職員と階層の少ない場合に有効な組織であって，規模の拡大や職制の複雑化により職員が増加すると混乱を生じさせる場合もある。階層の増加，すなわち役職の増加は命令の齟齬（くい違い）を生じ，院長からの指示がそのまま部下に伝わらない場合が往々にして生じるようになる。

　階層の増加は職制の分化を招き，職階制の組織が形成されるようになる。職務の分化により組織は複雑化するが，基本的にはライン組織の延長となる。

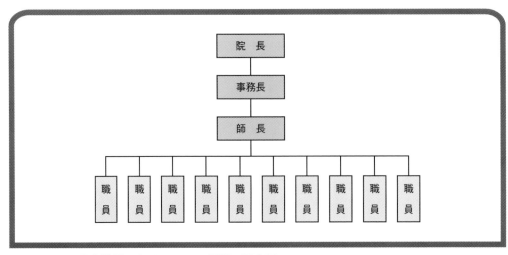

図10-1　医療機関におけるライン組織の概念図

（2）ライン・スタッフ組織：ファンクショナル組織

「職能（あるいは機能）的組織」ともいわれ，部下の立場からすれば，数人の専門的分野の職能を担当する上司から指揮を受け作業を遂行する。職能専門化によって上司の負担を軽減し，その養成も比較的容易であるという長所をもつ。

図10−2の例では，診療部門の責任者は医局長，看護部門の責任者は看護部長，また，管理部門の責任者は事務部長である。医事・管理部門の命令は院長から事務部長に，また，診療に関することは医局長に指示・命令が出る。ここに職能の分化が生じたことになり，規模の拡大に応じて，事務部長と医局長の下に各ポジションの責任者がつくことになる。

ライン・スタッフ組織は，医療（診療）と経営管理の分離を可能にする。医療と経営管理の分離は，機能の分化により医業経営を合理的に遂行することを目的としている。ライン・スタッフ組織のメリットとして，次のことが考えられる。

- ライン業務が細分化され，機能分化の効果が大きい。
- 業務内での責任体制が確立され，仕事に対する責任の度合いが高まる。
- 職能分化が明確になり，職能基準書や職能給の導入を容易にする。

一方，ライン・スタッフ組織のデメリットとしては，

- 分化が分散になりやすい。
- 調整機能がないと院内全体の管理体制がバラバラになる。
- 院長のリーダーシップが弱いと「島」を形成する要因になる。

ライン・スタッフ組織を導入する場合には，大幅な権限の委譲が前提となるだけに，そのような経営体質を備えた人材が確保されているかが課題となる。

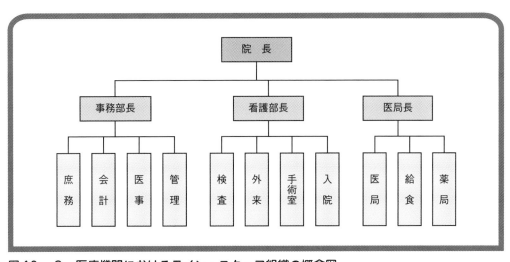

図 10−2　医療機関におけるライン・スタッフ組織の概念図

5 権限と責任

　「職務（job）」とは，人と仕事との関係であり，担当する仕事である。職務には「責任（responsibility）」と「権限（authority）」とが伴っている。

　「職位（position）」は，一定の職務に必要な権限と責任とを与えられた組織上の地位をいう。

　「権限」とは，職務を公に遂行することのできる権利（right）あるいは力（power）をいう。

　そして，これらの３つは互いに密接に関連しており，過不足のない三位一体の関係にある。

　「集権」とは，権利を組織の上層部に体系的に集中することをいい，「分権」とは，権限が組織全体にわたって体系的委譲あるいは分散されていることをいう。規模が小さい場合には，集権的組織をとったほうが活動の統制が図りやすく，緊急事態に即応しやすく，部下の指導も十分に行うことができる。

病院の組織 2

1 病院組織の例

　病院内のコミュニケーションを確立し，管理上の指示・命令と報告義務の合理化をめざして，病院内に明白な組織を形成する必要があるが，その組織は，権限の委譲と責任の確立した実質的なものでなければならない。

　病院の組織は一様ではないが，ここではその一例を図10-3に示す。

　病院を構成する部門は，図10-3に例として示したような部門に分けられる。診療部門には，内科や循環器内科などがあり，一般的に外来医療，入院医療，在宅医療などを行っている。診療部門を支援する部門として，診療技術部門（図では副診療部門）があり，薬剤部，放射線科，臨床検査科，臨床工学科などが含まれている。

2 会　議　体

　組織体は，組織の中の情報の「流れ」と「統合」を決めたものといえる。情報は意思決定の前提であり，組織体にとって情報は重要な意味をもつ。組織体の情報に対してメ

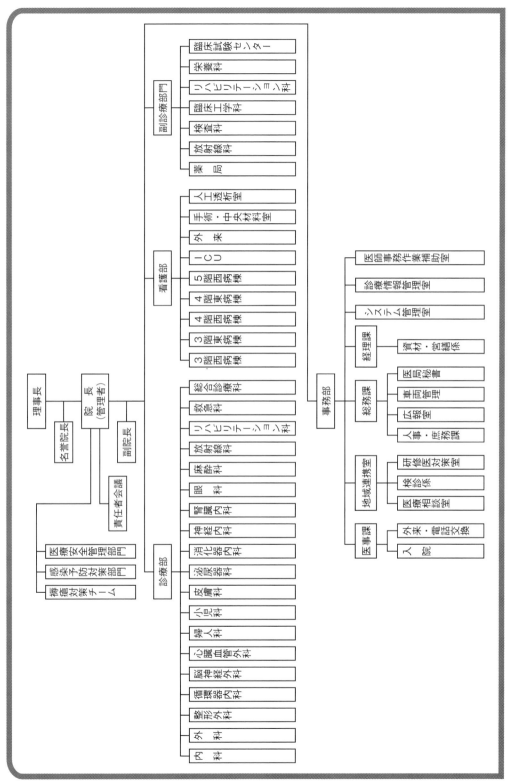

図 10 − 3　病院組織の例（野崎徳洲会病院）

ンバーのひとりひとりは，さまざまなニュースソースを総合し，判断し，行動しているが，それら個人レベルの情報が組織体に共有されない限り，組織は有効な対応をとることができない。そこで，良質で新鮮な情報交換の場として会議体を編成する必要がある。

代表的な会議体として次に示すものがある。

1）常任理事会

理事のうち，常勤の理事で構成する会議体であり，経営執行に関する最高意思決定機関である。

2）経営会議

常任理事会がメンバー構成のうえから機能しない場合，それに代わって設置される会議体であり，主要部門長から構成され，経営執行の最高決定機関となる。

3）運営会議

病院の運営に関し，院長の業務を補佐するために設置する会議体である。運営会議が経営会議を兼ねる場合もあり，構成メンバーは院長，副院長，事務部長，看護部長などおよび院長が指名する者となる。

4）その他の会議

そのほか，病院運営上から設置される会議体として，「診療部長会議（医局会議）」，「部長会議」，「看護部長会議」などがある。

3 委員会制度

委員会は，基本的組織形態の補強的な手段であり，特定目的のために集団として協同意思を決定する会議体である。この集団による協同意思決定では，協同の判断力が個人の優れた判断力を埋没させて平均的なものになる可能性があるが，複雑多岐な問題に対しては，協同判断は安全であり，また多数の意思が反映されるため，決定事項に説得性・納得性がある。

病院における委員会制度は，広く活用されており，委員会がない病院はほとんどなく，多い病院では，30 ～ 40 の委員会を置いている場合もある（表 10 - 1）。また，法令等に基づいて設置が義務づけられている委員会もある（表 10 - 2）。

表10－1　院内運営上設置される代表的な委員会

(1) 倫理 委員会	• 院内で行われる研究もしくは医療行為に関して，倫理的観点からその妥当性を審査する	(8) 給食 委員会	• 患者給食の方針に関すること • 給食体制の整備計画に関すること • 給食内容（職員給食を含む）の検討に関すること • 上記各事項の成果の検討計画に関すること • 給食の実施計画に関するその他の事項
(2) 薬事 委員会	• 薬品の使用および管理（麻薬を含む）に関する件 • 新薬の採用に関する件 • 治験薬に関する件 • その他審議を必要とする件		
(3) 研究 委員会	• 受託研究に関すること • 臨床試験的研究に関すること • 個人研究費の配分に関すること • 研究活動等に関するその他の事項	(9) 緊急医療 委員会	• 緊急入院手続きの運用に関すること • 緊急外来患者の受け入れに関すること • 急患室の運用に関すること • 緊急医療のための連絡網の確立に関すること • 時間外緊急検査の運用に関すること • 緊急医療に関するその他の事項
(4) 医療記録 委員会	• 医療記録の様式，整備 • 保管に関する検討およびその実施計画に関すること • 病歴室の利用方法に関すること • 医療記録の整備および利用に関するその他の事項		
(5) 健康保険 委員会	• 健康保険診療の診療方針に関すること • 関係部署間の連絡および内部審査その他の保険請求体制の整備計画に関すること • 支払基金の審査に対する対策に関すること • 上記各事項の成果の検討計画に関すること • 健康保険診療および保険請求対策に関するその他の事項	(10) 図書 委員会	• 図書の整備およびその計画に関すること • 図書室の整備およびその計画ならびに図書室の利用に関すること • 図書費の配分および運用に関すること • 上記各事項の実行状況および中央図書室に関連した事項に関すること • 連合会中央図書室および中央図書室に関連した事項に関すること • 図書の整備および利用計画に関するその他の事項
(6) 器械備品 委員会	• 医療器械器具，看護用具およびその他の器具備品の整備計画の調整に関すること • 器械備品費の配分計画に関すること • 器械備品使用上の成果の検討計画に関すること • 器械備品の整備および利用計画に関するその他の事項	(11) 医療情報 システム 委員会	• 病院医療情報システムの運用に関すること • コンピュータハードおよびソフトの整備計画ならびに利用方法に関すること • 上記各事項の成果の検討に関すること • 病院医療情報システムおよびコンピュータハード，ソフトに関するその他の事項
(7) 厚生 委員会	• 職員の福利厚生のための制度に関すること • 厚生費の運用に関すること • 職員の福利厚生のための行事計画に関すること • 上記事項の成果の検討計画に関すること • 職員の福利厚生に関するその他の事項	(12) 建物設備 委員会	• 建物設備の用途変更，改修に関すること • 建物設備の利用計画，運用の調整に関すること • 建物設備の整備計画に関するその他の事項

表10－2　法令等に基づき設置が必要な委員会

(1) 医療安全管理委員会	・ヒヤリ・ハット事例および医療事故の分析に基づく事故防止策の検討および研究 ・医療事故防止のための提言ならびに職員に対する指示に関すること ・医療事故発生防止のための啓発，教育，広報および出版に関すること ・医療訴訟に関する業務 ・その他，医療における安全管理に関する業務
(2) 安全衛生委員会	・職員健康診断にかかわる規程の作成および改廃に関すること ・職員健康診断（定期・臨時）の実施計画およびその結果に対する対策に関すること ・職員採用時の健康診断および結果報告に関すること ・衛生管理者の推薦に関すること ・職員健康管理にかかわる教育計画およびその実施に関すること
(3) 放射線安全委員会	・予防規程の制定および改廃の検討 ・放射線障害防止に重要な計画作成の検討 ・異常および事故の原因調査と再発防止策の検討
(4) 院内感染対策委員会	・患者および職員などの感染防止対策に関すること ・感染に対する職員への教育訓練に関すること ・感染症発生時の連絡網の確立および関係省庁への報告等に関すること ・院内感染対策に対するその他の事項
(5) 防火・防災対策委員会	・防火・防災に関する院長からの指示事項 ・消防計画の変更 ・その他病院の防火・防災対策に必要な事項
(6) 医療ガス安全・管理委員会	・医療ガス設備の危険防止および患者の安全確保に関すること ・医療ガス設備の保守点検および工事施工管理に関すること ・医療ガス設備に関するその他の事項

参 考 文 献

- P.F. ドラッカー，野田一夫訳（1965）『現代の経営』ダイヤモンド社
- 高橋政祺（2013）『病院管理学入門』医学書院
- 木村憲洋，川越　満（2010）『病院のしくみ』日本実業出版社
- S.P. ロビンス，高木晴夫訳（2009）『組織行動のマネジメント』ダイヤモンド社
- 今中雄一（2010）『病院の教科書』医学書院

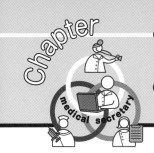

病院の経営と会計 1

　良い医療を提供していけば，結果として利益を獲得でき，その利益によって将来への投資を行うことができる。そしてまた，その投資が良い医療を提供するというパラダイムシフトが展開していく。

　しかし，もし病院が赤字だったら，どのような影響があるのだろうか。最新の医療機器を購入できなくなり，職員に十分な給与を支給できなくなる。そして，これらのことが続くと患者数が減少していき，赤字の状況はますます悪化していくことであろう。

　病院の収支に影響を与える要因はいくつかあるが，診療報酬制度もそのひとつである。診療報酬点数という，公的に決められた価格のもとで病院は収入を得ているが，同じ価格にもかかわらず赤字の病院と黒字の病院に分かれてしまう。逆に言えば，同じ価格による収入を得られるわけであるから，病院の工夫次第で赤字から黒字に転換することも可能だということである。

　将来への展望を考えれば，収支が黒字であることは経営の必須条件である。黒字であれば，設備や医療機器を最新のものに更新することもできるし，職員に対して十分な給与を支給することもできる。適切な設備投資と適切な医療サービスによって，患者満足度が高まれば，患者数も増加し，病院への収支にも良い影響が期待できる。

財務会計と管理会計 2

　病院は利益を追求するべきではないという考え方は間違っている。必要以上に利益を追求する必要はないが，適正な利益は確保しなければならない。

　病院の収支を改善するためには，まず，現在の経営状況がどのような状態なのかを知る必要がある。現状の良い点，悪い点の把握を抜きに収支の改善は行えない。

　病院の現状を把握するための数値・指標には，医業収益や各種費用などの「貨幣的な数値」と，患者数，平均在院日数など，金銭以外で収支に影響がある「非貨幣的な指標」がある。貨幣的な数値の会計を「財務会計」といい，さらに非貨幣的な数値も加味される会計を「管理会計」という。

　財務会計の目的は，病院外部の利害関係者へ経営状態を報告することや，納税額を算

財務会計		管理会計
外部へ正しく報告する	⇔	組織内部で活用する
規則やルールに従って計算	⇔	規則やルールはなく，組織内で必要なものを計算
同じ方法で継続して計算	⇔	必ずしも同じ計算を継続しなくてもよい
高い正確性が求められる	⇔	必ずしも，高い正確性は求められない
報告内容は正確でなければいけない	⇔	意思決定に必要な計算内容であればよい

図 11 − 1　財務会計と管理会計

出するための計算である。一方，管理会計は，病院の経営に必要なデータ，指標を計算することが目的である（図11 − 1）。

財務会計と財務諸表 3

医療法人は，「医療法」第51条に基づき，会計年度終了後2か月以内に，「事業報告書」，「財産目録」，「貸借対照表」，「損益計算書」そのほか厚生労働省令で定める書類（事業報告書など）を作成することが義務づけられている。

さらに，同法第52条において，会計年度終了後3か月以内に，「事業報告書など」と「監査報告書」を都道府県知事に提出しなければならないとされており，この事業報告書などと監査報告書は，各事務所に備え置き，閲覧に供することとされている。

財務会計は，病院の経営状況を外部に正しく報告することを目的としているが，報告内容には2つあり，ひとつは病院の財政状態を明らかにすること，2つめは病院の経営成績を明らかにすることである。これらの目的のために，財務会計には，①キャッシュフロー計算書，②貸借対照表，③損益計算書，の代表的な3つの計算書があり，これらを「財務諸表」あるいは「財務三表」という（表11 − 1）。

なお，財務諸表における付属明細書ならびに会計基準の一般原則についての説明は省略する。

表 11 − 1　財務諸表とその目的

キャッシュフロー計算書 （cash flow statement：C/S）	現金の収支の状態（資金の入り方と出方）を把握する
貸借対照表 （balance sheet：B/S）	財政状態（資金をいくら，どこから調達したのか。調達した資金をどのように使ったのか，活用したのか）を明らかにする
損益計算書 （profit loss statement：P/L）	経営成績を明らかにするために，収益と費用の関係を整理し一覧表にする

1 キャッシュフロー計算書

　病院へ資金が入ってくる，あるいは出ていく，この資金の出入りがキャッシュ（お金）フロー（流れ）だが，その入り方や出方を，①業務活動によるもの，②投資活動によるもの，③財務活動によるもの，の３つに分類する。

1）業務活動によるキャッシュフロー

　病院が患者に対して診療サービスを提供するためのお金の流れである。例えば，患者へ医療サービスを提供するためには，医師や看護師などを雇用して給与を支払い，さらに患者に投与する医薬品を購入しなければならない。そのほかにも，水道光熱費や通信費なども必要である（キャッシュアウト）。そして，患者を診療すれば，診療報酬という対価を得る（キャッシュイン）ことになる。

2）投資活動によるキャッシュフロー

　病院を経営していくうえで必要な投資をしたときのお金の流れのことである。例えば，「病院」という建物や構築物にかかる費用や，看護師寮なども投資活動と捉えることができる。

3）財務活動によるキャッシュフロー

　お金の帳尻を合わせるためのものである。お金の「出」が多い場合は，お金を調達してくる。逆にお金の「入」が多い場合は，借入金の返済を前倒ししようとか，手元に貯蓄しておこうとか考える。このように，業務活動と投資活動によるお金の過不足を調整していくのが財務活動によるキャッシュフローである。お金が入ってきた方が多かったのか，出て行った方が多かったのかを把握する財務の原点ということもできる。

2 貸借対照表

　貸借対照表は，ある特定の時点での「残高」を表す財務諸表である。貸借対照表は図11 − 2に示すように整理することができる。

　キャッシュフロー計算書と貸借対照表の関係は，キャッシュフロー計算書が１年間のお金の出入りの結果を示しているのに対して，貸借対照表は，期末時点の資産，負債，純資産のそれぞれの残高がどうなっているかを示している。キャッシュフロー計算書と貸借対照表は密接に結びついている。

1）残　　高

　残高は，「資産」，「負債」，「純資産」の３つに区分される。資産とはお金そのものやお金に代わるもの，売却してお金に換金できるもの，それを使うとお金が生まれるものをさす。例えば，土地や車両は売却するとお金になる。また，CT や MRI はその稼働でお金を生み出すものとみなされる。さらに，資産は，入金や支払期限がおおむね１年

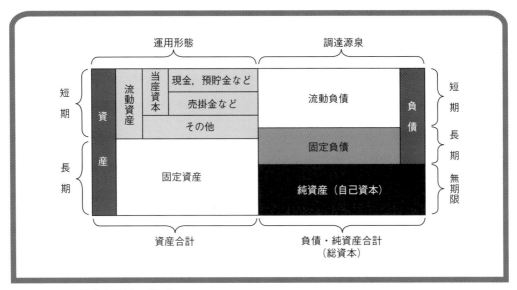

図 11 － 2　貸借対照表の構成

未満のものを「流動資産」，支払期限がおおむね 1 年を超えて到来するものを「固定資産」
という。

- 主な流動資産……現金および預貯金，未収金，有価証券など
- 主な固定資産……建物，構築物，医療用器械備品，車両など

2）負　　債

負債は，将来支払わなければならないものである。銀行からの借入金などが相当し，
院外からの資金調達を表している。負債も資産と同様に支払期限がおおむね 1 年以内の
ものを「流動負債」，支払期限が 1 年を超えてから到来するものを「固定負債」と呼ぶ。

- 主な流動負債……買掛金，短期借入金，未払金など
- 主な固定負債……長期借入金，繰延税金負債など

3）純　資　産

純資産は，設立時の出資金や利益の貯蓄などを表しており，正味の財産のことである。
資産から負債を差し引いた金額となる。

3　損益計算書

損益計算書は，適正な期間損益を計算するのが目的の財務諸表である。貸借対照表は，
ある特定の時点での残高を表しているが，損益計算書は，ある一定の期間（例えば，1
～ 12 月あるいは 4 月～翌年 3 月など）に，どのような収益がいつ（何月に）あったのか，
どのような費用が発生して支払ったのか，その結果，利益はいくらになったのかを表記

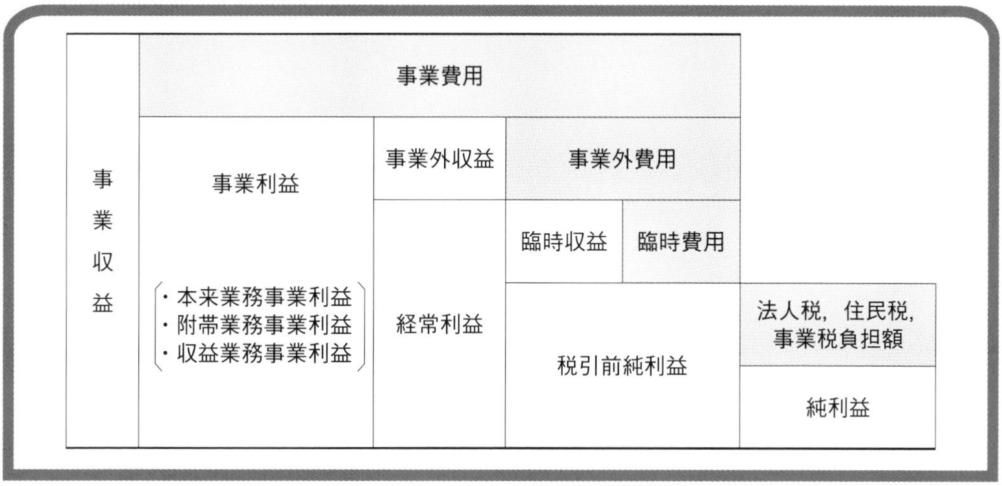

図 11 − 3　損益計算書の構造

事業収益	事業費用		
	事業利益	事業外収益	事業外費用
	・本来業務事業利益 ・附帯業務事業利益 ・収益業務事業利益	経常利益	臨時収益　臨時費用
			税引前純利益 ／ 法人税，住民税，事業税負担額
			純利益

する。すなわち，病院等がどれだけ利益をあげることができたのかという，経営成績を明らかにするものである。損益計算書によって，一定期間に行った活動の成果としての利益あるいは損失を把握することができる。

　貸借対照表と損益計算書との関係は，損益計算書で利益が出ると，貸借対照表の資産が増え，さらに貸借対照表上の資産が増えると，負債または純資産も増えるという関係である。

　損益計算書は，収益−費用＝利益という形で，経営成績を明らかにするが，「すべての収益」−「すべての費用」という形では，利益の源泉が事業そのものであるのか，そうでないのかがわからない。

　そのため，利益は「事業利益」，「経常利益」，「税引前純利益」，「純利益」に区分され，さらに，事業利益は「本来業務事業利益」，「附帯業務事業利益」，「収益業務事業利益」に区分される。本来業務とは，「医療法」第39条に定める施設（病院・診療所・介護老人保健施設・介護医療院）の開設による業務が該当し，附帯業務とは，本来業務に附帯する業務であり，訪問看護ステーションなど「医療法」第42条で定められたものである。収益業務とは，社会医療法人にのみ認められている業務で，厚生労働大臣が認めた一定の収益業務（不動産業など）が該当する（図11−3）。

4　病院会計準則

　病院の開設者はさまざまである。大きくは「法人」と「個人」に区分されるが，法人といってもその形態は多様である。そして，次に例を示すように，法人形態が異なると適用される会計基準も異なる。

- 独立行政法人国立病院機構……独立行政法人会計基準
- 学校法人附属病院……学校法人会計基準
- 企業立病院……企業会計基準
- 医療法人……病院会計準則

　営んでいる事業は，いずれも「医業」であり同じであるのに，適用される会計基準が開設者の形態により異なることは問題である。経営実態を比較したいと考えても，適用されている会計基準が異なれば単純に比較することには，あまり意味がない。

　そこで，病院の経営実態を数値で把握し，運営状況と財務状態を適正に表示することを目的に，「病院会計準則」が1965年に制定され，さらに，2004年8月に改正されている。

　病院会計準則の定義は，「開設者の異なる各種の病院の財政状況および運営状況を体系的，統一的に捉えるための施設会計として，また，病院の開設者が病院の経営実態を把握し，その改善向上に役立てるため，それぞれの病院の経営に有用な会計情報を提供するための管理会計としての準則であり，病院を単位として個々の病院毎に財務諸表を作成するものである」となっている。

5 財務分析

　「貸借対照表」と「損益計算書」は，財務諸表として，病院経営の財政状態および経営成績を確認・分析するうえで重要な計算書類である。しかし，財務諸表では，1年間の活動成果しかわからない。そこで経営分析が必要となってくる。

　医業収益に対する医業利益の割合を示す「医業利益率」や，経常利益の割合を示す「経常利益率」など，財務諸表からさまざまな「指標」が得られる。これらの指標はそれぞれ，病院等の安全性，収益性や機能性を教えてくれ，これらの指標を分析することによって，病院等の抱えている問題点を把握するのが経営分析である。経営分析により発見された問題点の改善策を立案し，それを行動につなげることが病院等の経営に重要なこととなる。

　病院等の経営改善を行うためには，第一に経営分析により問題点を把握し，その改善のための計画（Plan）を立案し，さらに，計画を実行（Do）し，進捗を評価（Check）する。計画通り進捗していない場合は，他の方策を検討し，改善（Action）につなげ計画を達成していく。このPDCAサイクルを活用し，経営改善を行うことが重要である。

（1）分析手法
1）経年分析

　自院の過去3～5年程度の各種数値の推移を分析する。例えば，医業収益や医業利益，病床利用率，患者1人1日当たり入院収益などを把握する。収益悪化の原因を突き止めたり，診療報酬改定の影響を把握したりすることなどにつながる。

2）ベンチマーク分析

自院と，規模や医療機能，立地条件などが類似している他の病院の経営指標や，厚生労働省の「病院経営管理指標」などと比較分析を行う。病院の機能や経営条件にあまり違いがなく，健全な経営を実現している病院などをベンチマークとして設定し，自院との違いを明らかにして，その違いから改善点を整理したり，目標設定に活用したりするために有効な分析法である。

（2）経営分析指標
1）安 全 性

財務上安定しているかどうかを判断する指標である。安全性の指標は長年の医業活動の積み重ねの結果であり，改善には時間がかかる。財務上の安定性を保持するためには，収益性の改善や，財務体質の強化が求められる。

・主な指標の例……自己資本比率，固定長期適合率，償還期間，流動比率

2）収 益 性

効率よく成果を生み出しているかなど，経営の成果を判断する指標である。医業収益・利益を毎年増加させ，着実に成長し昇給のある病院にすることが重要である。

・主な指標の例……医業利益率，総資本医業利益率，経常利益率，償却前医業利益率，病床利用率，材料費比率，人件費比率，職員1人当たり医業収益

3）機 能 性

経営資源を有効に活用しているかを判断する指標である。例えば，「入院診療収益＋室料差額収益」は「患者1人1日当たり入院収益×許可病床×病床利用率×稼働日数」と表せるなど，収益性に影響を与える項目である。収益性を向上させるためには，機能性の向上が不可欠である。

・主な指標の例……平均在院日数，患者1人1日当たり入院収益

6 管 理 会 計

管理会計は，病院の財務会計の財政状態や経営業績を良くするためのツールである。したがって，自院の財務会計の結果を良くすることを目的に，どのような（会計）情報を集計・活用すべきかという視点が求められる（図11－1参照）。

（1）管理会計の5つのポイント

管理会計の5つのポイントを以下に示す。

ポイント①……原則やルールはない。統一された表記方法もない。

ポイント②……作成は強制されるものではない。

ポイント③……財務会計とは異なり，非貨幣的数値も対象となる。

ポイント④……過去の実績分析だけではなく，未来の予測（投資の判断など）も視野に入れる。

ポイント⑤……計算や数値に高い正確性は求められない一方，スピードは重要である。

（2）損益分岐点（図11－4）

損益分岐点とは，収益と費用が同額で，利益が「0」の状態をいう。つまり，この損益分岐点の数値を超えれば，利益が生まれ黒字ということになり，損益分岐点の数値を下回れば，赤字になってしまうことになる。損益分岐点の計算式は，以下のとおりである。

$$損益分岐点＝固定費÷（1－変動費率）$$

計算式を見てわかるとおり，費用を「固定費」と「変動費」に区分する必要がある。固定費とは，その収益を得るときもそうでないときも必要な費用で，代表的な科目は「給料費」である。もし患者が一人も来院せず，医業収益が「0」だった場合も，職員には給料を支払わなければならない。

変動費は，患者の来院数によって金額が増減するような費用のことをいう。代表的な変動費は「材料費」である。患者数が多ければ多いほど，医薬品や診療材料を使用する頻度は高くなり，材料費は患者数によって変動する。このように，患者数に影響される費用なのか，そうでないのかで区分される。

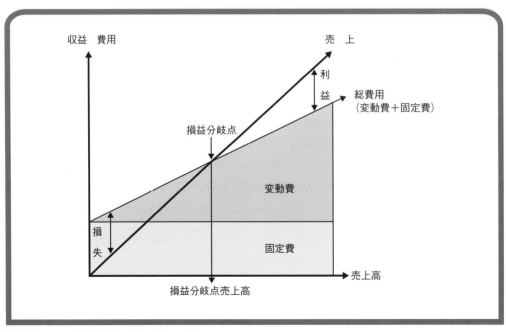

図11－4　損益分岐点のイメージ

原 価 計 算　4

1　原価計算の必要性

　病院の経営を簡単に整理すると，図11－5のようになる。

　経営資源である，「ヒト・モノ・カネ・時間・情報」などを医療機関の経営にインプットし，PDCAサイクルを回しながら医療活動を行い，そのアウトプットとして，経営の質が向上し，健全化していく。同時に，医療の質も向上していき，実施している医療活動にフィードバックされる。フィードバックされた結果，新たな経営資源が必要になり，この大きなサイクルが回ることとなる。

　一般的な病院経営統計データや収益分析などは，従来から行われてきたが，アウトプットである結果が，インプットした結果のアウトプットなのかどうか，その因果関係を明らかにすることは困難であった。

　原価計算では，経営資源のインプットに着目し，医療活動にどのように利用されたのか，具体的なアウトカムの数値はどのように変化したのかを定量的に測定できる。

　病院を取り巻く経営環境が大きく変化を続けている現在では，質の高い医療サービスを提供できる病院しか生き残れない。経営資源にも限りがあり，経営資源を最適に配分して最大限の効果を得るために，原価計算は病院の経営に必要なツールとなった。

2　原価計算の目的

　原価計算を始める前に，原価計算で得られたデータをどのように活用したいのか，事前に決めておくことが重要である。その利用目的によって，原価計算の最終単位が異なる場合や，精度の高低，作業のスピード感などが変わるからである。さらに原価計算の

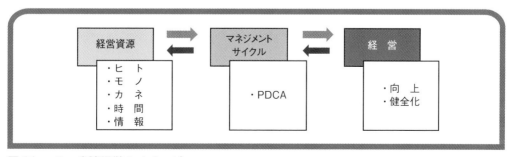

図11－5　病院経営のイメージ

必要性・重要性を，経営者が十分に理解し認識していることも重要である。経営者の認識が低いと，正確性が低くなったり，途中で中断したりしてしまう。

　一般的には，大きく2つの目的で原価計算を導入している病院が多い。ひとつめの目的は，経営者が何らかの経営判断を下さなければならないときの判断材料として利用することである。ある部門・診療科を存続させるかどうか，あるいは，ある業務を外部に委託すべきかどうかなどを検討する際に，その該当部署の原価計算の結果を分析して決定をくだす。

　ふたつめは，利益目標達成の確認，要因分析のための導入である。黒字でも赤字でもその要因分析を行い，利益目標を達成できたのかできなかったのかを確認するために原価計算を参照する。この場合は，同時に損益分岐点分析を行い，損益分岐点（収益と原価が同額になる点）を算出し，赤字であれば，患者が何人増えれば損益分岐点を超えて黒字化したのか，あるいは患者単価がいくら増えれば黒字化したのか，などの具体的な数値をもとに今後の戦略を考えることができる（図11-4参照）。

3　原価計算の種類

1）部門別原価計算

　外来は診療科別に，入院は病棟単位に設定して原価計算を行う。また，特に収支の確認を行いたい部門（例えば，救急部門や透析センターなど）を個別に設定し，その部門の原価計算を行う場合もある。

2）診療科別原価計算

　外来は診療科別に，さらに病棟も診療科別に部門設定して外来も入院も診療科単位に集約する原価計算である。混合病棟のケースもあるが，収益を診療科別に集計することは比較的容易である。しかし，費用を診療科別に分離し，集計することが難しい。診療科別に費用を集計できる仕組みを組み立ててから実施する。

3）医師別原価計算

　近年，原価計算を導入した病院が最も多く採用している報告単位が，医師別原価計算である。部門別にしても診療科別にしても，診療科としての黒字あるいは赤字は把握できるが，医師個人の収支結果がわからないという不具合がある。例えば，ある診療科に3名の医師がいたとき，診療科としては黒字でも，3名のうち大幅な黒字の医師が1名で，残りの2名は赤字かもしれない。

4　原価計算の導入手順

（1）導入準備

　最初に行わなければならないことは，病院の経営者が「当院で原価計算を開始する」

という強い意思とスタートの号令を院内に発することである。経営トップが「良い医療を行えば赤字になるのは仕方がない」とか「収支がトントンだったら良い」などと消極的な姿勢だと，原価計算はもちろん，病院の経営自体に大きな危惧があるといわざるをえない。また，院内の協力も得られにくく，院内の協力がなければ精度の高い原価計算はできない。病院の経営トップが原価計算をどのように活用したいのかという利用目的を明確にしておくことも重要である。

（2）プロジェクトチーム編成

収益については医事課職員を中心に選出し，原価については経理課や用度課職員の中から選出するのが望ましい。さらに，プロジェクトリーダーとして，経営企画課のメンバーが参加して統轄するといったチーム編成もよいであろう。病院の原価計算を実行するソフトウエアもいろいろと販売されており，その導入と活用の可否についての判断も必要である。

（3）報告部門設定

最終報告単位をどのように設定するのかを，あらかじめ決めておく必要があるが，その集計のために，図11－6に示すように大きく部門に分けて集計を行う。

（4）按 分 比 率

最終報告単位が決まったら，収益，各種費用を，その報告単位に集計していく。もともとその報告単位で集計されているデータが存在するのであれば，単純に集計するだけでよいが，実際は報告単位より大きな単位で集計されていることが多い。そのような場

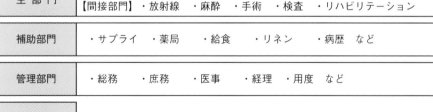

主 部 門	【直接部門】 ・外来診療部　・入院診療部 【間接部門】 ・放射線　・麻酔　・手術　・検査　・リハビリテーション
補助部門	・サプライ　・薬局　　・給食　　・リネン　　・病歴　など
管理部門	・総務　　・庶務　　・医事　・経理　・用度　など
研究部門	

＊補助部門：主部門が収益を上げるときに必要なサービスを提供するという観点から設定。
＊管理部門：病院全体を管理するという観点から設定。
＊ただし，比較的小さな病院では，管理部門の機能が補助部門と一体的に運営されている場合があり，注意が必要。

図11－6　原価計算における最終報告単位の部門分け

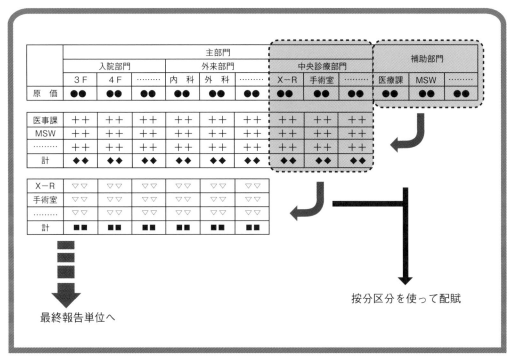

	主部門									補助部門		
	入院部門		………	外来部門			中央診療部門			医療課	MSW	………
	3F	4F		内科	外科		X-R	手術室				
原　価	●●	●●	●●	●●	●●	●●	●●	●●	●●	●●	●●	●●
医事課	＋＋	＋＋	＋＋	＋＋	＋＋	＋＋	＋＋	＋＋	＋＋			
MSW	＋＋	＋＋	＋＋	＋＋	＋＋	＋＋	＋＋	＋＋	＋＋			
………	＋＋	＋＋	＋＋	＋＋	＋＋	＋＋	＋＋	＋＋	＋＋			
計	◆◆	◆◆	◆◆	◆◆	◆◆	◆◆	◆◆	◆◆	◆◆			
X-R	▽▽	▽▽	▽▽	▽▽	▽▽	▽▽						
手術室	▽▽	▽▽	▽▽	▽▽	▽▽	▽▽						
………	▽▽	▽▽	▽▽	▽▽	▽▽	▽▽						
計	■■	■■	■■	■■	■■	■■						

按分区分を使って配賦

最終報告単位へ

図 11 － 7　階梯式配賦のイメージ

合，按分比率を用いて報告単位に分解し，その作業を階段状に繰り返していくが，これを「階梯式配賦方式」という。

　階梯式配賦方式は，病院全体に対するサービス提供の度合いが大きい部門から順番に段階的に配賦を行う方法である。つまり，病院の場合，補助部門の（原価）データを主部門に配賦（一次配賦）し，次に中央診療部門の（原価）データを外来／入院部門に配賦（二次配賦）する。次に入院部門の（原価）データを外来部門に配賦（三次配賦）したら，診療科別原価計算となるわけである。ちなみにこの配賦方式作業を繰り返していくと，最小報告単位の患者別原価計算となる（図 11 － 7）。

参 考 文 献

- 中村章吾，渡辺明良（2000）『実践　病院原価計算』医学書院
- 渡辺明良（2014）『実践　病院原価計算〔第 2 版〕』医学書院
- 新日本監査法人（2007）『原価計算から始める病院経営入門』ぱる出版

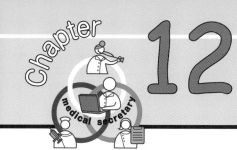

Chapter 12 病院における人間関係のマネジメント

「連携」を推し進める 医療政策 ①

　近年，日本の医療では「チーム医療（多職種連携)」,「地域医療連携」といった「連携」が最重要視されている。医療法や診療報酬制度は，医療を取り巻く環境の変化を反映した医療提供体制の整備を行っており（図 12 - 1)，病院の運営において大きなインセンティブになっている。

　現在は，医療法では「連携」の推進がうたわれ，診療報酬制度では「連携」が評価される仕組みになっている。その背景には，①超高齢少子社会（図 12 - 2）という利用者・社会の変化，②医療費抑制政策・医師数抑制政策という政府・行政の施策，③増大する医療ニーズに対するマンパワー不足という医療提供者の事情など，医療を取り巻く環境

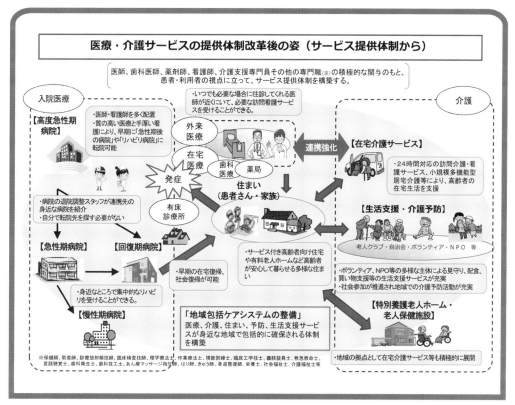

図 12 - 1　医療・介護サービスの提供体制改革後の姿

（出典：厚生労働省ホームページ，2014 年 2 月）

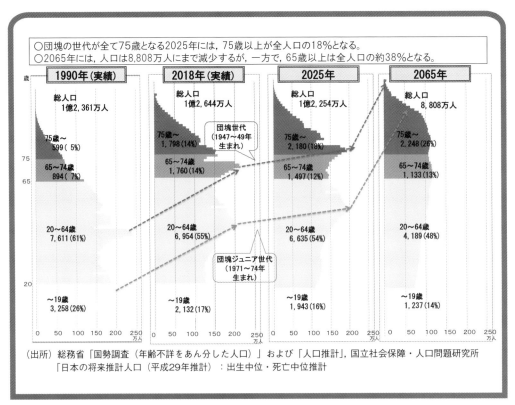

○団塊の世代が全て75歳となる2025年には，75歳以上が全人口の18%となる。
○2065年には，人口は8,808万人にまで減少するが，一方で，65歳以上は全人口の約38%となる。

| 1990年（実績） | 2018年（実績） | 2025年 | 2065年 |

1990年（実績）
総人口
1億2,361万人
75歳～
599（5%）
65～74歳
894（7%）
20～64歳
7,611（61%）
～19歳
3,258（26%）

2018年（実績）
総人口
1億2,644万人
75歳～
1,798（14%）
団塊世代
（1947～49年
生まれ）
65～74歳
1,760（14%）
20～64歳
6,954（55%）
団塊ジュニア世代
（1971～74年
生まれ）
～19歳
2,132（17%）

2025年
総人口
1億2,254万人
75歳～
2,180（18%）
65～74歳
1,497（12%）
20～64歳
6,635（54%）
～19歳
1,943（16%）

2065年
総人口
8,808万人
75歳～
2,248（26%）
65～74歳
1,133（13%）
20～64歳
4,189（48%）
～19歳
1,237（14%）

（出所）総務省「国勢調査（年齢不詳をあん分した人口）」および「人口推計」，国立社会保障・人口問題研究所
「日本の将来推計人口（平成29年推計）：出生中位・死亡中位推計

図12－2　日本の人口ピラミッドの変化（1990～2065年）

出典）厚生労働省HP。

の変化がある[1]。

　医療法および診療報酬制度のインセンティブ，すなわち，日本の医療政策が進む方向を踏まえて，病院の運営は舵取りをしなければならない。なぜ，現在の医療において，「連携」を推し進めるのだろうか。また，「連携」を行うための具体的方策は何なのだろうか。そして，「連携」が実現されることで，どのような効果が期待できるのだろうか。

　多種多様な専門職が働いている病院の運営を，より堅実なものにするためには，現在の日本の医療の歴史的背景や仕組みを俯瞰的な視点で考えることが必要である。

　ここでは，病院内での「ヒト」の関係をコントロール（マネジメント）できる，すなわち，リーダーシップをもった人材となれるよう，歴史的背景から「連携」（ここでは，チーム医療・地域医療連携）の目的を整理し，連携を行うための具体的方策，「連携」により期待できる効果を考えていく。

チーム医療（多職種連携）・地域医療連携の歴史的背景 ②

現在の日本の医療政策において、「連携」という言葉がさまざまな局面で用いられており、同じ言葉なので目的はすべて同じと考えられがちである。しかし、それぞれの「連携」の始まりや目的は異なる。

① チーム医療（多職種連携）

（1）IPE（多職種連携教育）

現在、医師をはじめとする医療関連職養成教育の一環として inter-professional education（IPE：多職種連携教育）が行われ、医学部とその他の医療系学部が参加する「保健医療福祉連携教育学会」も 2008 年に設立されている。

IPE は、英国で始まった教育であり、次の 3 つの事件に端を発したものである[2]。

1 件目は、1975 ～ 1998 年に起きた、一般開業医（general practitioner；GP）の麻酔による大量の患者の殺害事件、2 件目は 1990 年におきた、ブリストル王立小児病院の心臓外科医の手術後の死亡が多いという、同院麻酔科医による内部告発が黙殺された事件、3 件目は 2000 年におきた、低体温と低栄養で救急搬送され死亡した 8 歳の少女が虐待を受けていたことを、受け入れ病院、地域住民、小児保健センター、ソーシャルワーカー、いずれもが知っていたにもかかわらず、その情報が共有されなかった事件である。いずれも、多職種連携協働が機能していないことが問題として指摘された。

この教訓から始まった IPE は、現在では多くの国でとり入れられるようになり、日本では 2005 年に文部科学省の「特色ある大学教育支援プログラム」に東京慈恵会医科大学と埼玉県立大学の IPE が採択され、その後、多くの大学で IPE が実施されている[2]。

また、日本独自の取り組みとしては、2003 年の東京慈恵会医科大学附属青戸病院（現東京慈恵会医科大学葛飾医療センター）医療事故後から、さまざまな医療事故防止のために、医療にかかわるすべての職種や学生が参加するワークショップが行われている。

（2）チーム医療（多職種連携）による医療安全の確保

上記の歴史的背景から、チーム医療（多職種連携）は、医療事故を発端とした医療安全を目的とした連携の取り組みとして始まった。チーム医療（多職種連携）が実現することで、事故を防ぎ（リスクマネジメント）、質の高い医療の提供が可能になることが期待できる。医療以外の産業事故の分野においても、物理的な環境よりも人的な要因の方が、安全行動を促進する効果が大きいという結果が示されている[3]。

さらに、厚生労働省が "チーム医療を推進するため、日本の実情に即した医師と看護

師等との協働・連携のあり方等について検討を行う"ことを目的に，2009 年に発足させた「チーム医療の推進に関する検討会」の 2010 年の報告書では，チーム医療（多職種連携）の推進により，医療事故防止のほかにも，さまざまな効果が期待されるとしている。診療報酬制度では，患者への質の高い医療の実現のために，「医療安全対策加算1・2」のような，多職種による「医療安全管理部門」の設置を評価する施設基準も設けられている。

2 地域医療連携

（1）地域医療連携の背景

　日本の医療費は増加の一途をたどっている（図 12 − 3）。ただし，2020（令和 2）年度の国民医療費は 42 兆 9,665 億円，前年度に比べ 3.2％の減少となった。人口 1 人当たりの医療費は 34 万 600 円で，前年度に比べ 12,000 円減っている[4]。国民医療費増加の背景には，医療保険制度のこれまでの経緯，医療提供体制の整備・充実や，1973 年の老人医療費無料化などに加え，近年では，高齢化や医療技術の高度化の影響によるところが大きい。2020 年度の減少は，新型コロナウイルス感染症の感染拡大による影響が大きいと考えられる。いわゆる「受診控え」に加えて，感染対策の徹底による他の感染症の減少もあった。「不要不急」の受診がいかに多くあったかが，医療費の減少として顕在化したともいえよう。

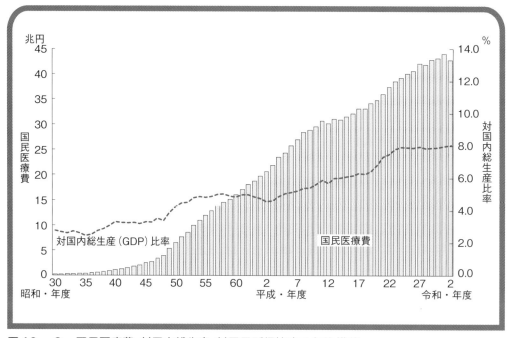

図 12 − 3　国民医療費，対国内総生産・対国民所得比率の年次推移

出典）厚生労働省：令和 2 年度国民医療費の概況。

高齢化率（総人口に占める65歳以上人口の割合）は，1947年には5％に満たなかったが，1970年に7％，1985年には10.3％，1994年には14％を超え，2005年には20.2％と急上昇し，2021年には28.9％と過去最高となっている。将来においても，2065年まで一貫して上昇していくと推計され（平成29年出生中位・死亡中位推計），2065年時点では約2.6人に1人が，65歳以上の高齢者になる見込みである。

　医学や医療技術は急速に進歩し，新しい診断法・治療法が次々に開発されている。1970年代以降に開発された技術は，自動分析器やCT，MRIなどの診断技術が中心となり，治療技術も，メスによる開胸や開腹手術に代わって，カテーテルや内視鏡を使って行う非開胸や非開腹の手術が盛んに行われるようになった。これらは，高価な医療機器・医薬品を用いることが多いことから，医療費増大の一因になっているといわれている[5]。

　医療を含めた社会保障の財源には，保険料そのほか多額の「公費」が使われている。「公費」は，国の歳入の大きな部分占めているが，歳入のうち，税収で賄われているのは5割程度，4割強は国債であり，将来世代へ負担を先送りしていることとなる。この解決策として，社会保障の充実・安定化と，そのための安定財源確保と財政健全化の同時達成を目指す「社会保障・税一体改革大綱」が，2012年に閣議決定された。改革の内容を実現するために，1年後の2013年には，幅広い観点に立った「社会保障制度改革国民会議」の報告書がまとめられた。

　同報告書は，「高齢化に伴い患者が急増することによって，医療需要が量的に増加するだけでなく，疾病構造も変化し，求められる医療もそれに合わせた形で変化する中で，医療資源を有効に活用し，より質の高い医療提供体制を実現するため，医療機能の分化・連携を強力に進めていくことが必須であるが，その改革の実現のためには，在宅等住み慣れた地域の中で患者等の生活を支える地域包括ケアシステムの構築が不可欠である」と提案している[6]。

　この提案を踏まえて，地域ごとのさまざまな実情に応じた医療・介護サービスの提供体制を再構築するという改革の実現には，全国一律に設定される診療報酬・介護報酬とは別の財政支援の手法が不可欠であり，診療報酬・介護報酬と適切に組み合わせつつ，改革の実現を期していくことが必要と考えられる。そして，医療機能の分化・連携には医療法体系の手直しが必要であると報告している。

　翌年の2014年には，“持続可能な社会保障制度の確立を図るための改革の推進に関する法律に基づく措置として，効率的かつ質の高い医療提供体制を構築するとともに，地域包括ケアシステムを構築することを通じ，地域における医療および介護の総合的な確保を推進するため，医療法，介護保険法等の関係法律について所要の整備等を行う”という趣旨のもと，「地域における医療及び介護の総合的な確保を推進するための関係法律の整備等に関する法律」が施行された[7]。「医療法」では，病床機能の分化・連携や，地域包括ケアシステムの構築が反映された改正が行われた。

（2）医療の効率化

　以上の歴史的背景から，地域医療連携は，高齢化と医療技術の高度化によって増加の一途をたどる医療費を抑制するという「医療の効率化」が目的となっていることが理解できる。「効率化」とは，最小の費用で最大の効用を得ること[8]であり，「医療の効率化」は，「医療費の削減」と同義ではないということに注意が必要である。

　また，地域医療連携の構築が実現することで，地域ごとに形成されるサービスのネットワークは，高齢者介護のみならず，子ども・子育て支援，障害者福祉，困窮者支援にも貴重な社会資源となり，個人が尊厳をもって生きていくための，将来の世代に引き継げる「21世紀型のコミュニティの再生」として，貴重な共通財産となると期待されている。

3　チーム医療（多職種連携）ならびに地域医療連携の目的

　チーム医療（多職種連携）と地域医療連携は，それぞれの歴史的背景は異なるが，いずれも「連携」の実現により，患者とその家族にとって質の良い医療を提供するという点は，共通の目的になっている。次に，「連携」の実現のための具体的方策をみていこう。

「連携」を行うための方策　3

　「連携」の実現のために，日本ではどのような方策が行われているのだろうか。

　文部科学省は，2001年に「医学教育モデル・コア・カリキュラム」を策定した。このカリキュラムは，医学生の卒業時，すなわち医師になる際の到達目標を示したもので，その後に2回の改訂を行い，2016年度には6年ぶり3度目の改訂がなされた（2022年度に4度目の改訂を行う予定である）。この改訂版は，「多様なニーズに対応できる医師の養成」をめざしてまとめられており，国際的な公衆衛生や医療制度の変遷を踏まえ，国民から求められる倫理観，医療安全，チーム医療，地域包括ケアシステム，健康長寿社会などのニーズに対応できる実践的臨床能力を有する医師を養成することを意識したものである。

　社会の中での医療の位置づけや患者の動きに伴う医療費と財源の関係，限られた医療資源の有効活用など，前述と同様の考えに基づいている。

　そして，改訂の主眼を達成するために，医学・医療の概念を幅広く捉えることが求められており，各論の「医師として求められる基本的な資質・能力」では，①プロフェッショナリズム（患者中心の医療の実践），②医学知識と問題対応能力，③診療技能と患者ケア，④コミュニケーション能力，⑤チーム医療の実践，⑥医療の質と安全の管理，⑦社会に

おける医療の実践，⑧科学的探求，⑨生涯にわたって学ぶ姿勢，があげられている。

このうち，コミュニケーション能力は，ここでは医師・患者関係をあげ，「コミュニケーションを通じて良好な人間関係を築くことができること」が学修目標となっている。また，チーム医療の実践では，「医療チームの構成や構成員（医師，歯科医師，薬剤師，看護師，その他の医療職）の役割分担と連携・責任体制を説明し，チームの一員として参加できること」が学修目標となっている[9]。

4 「連携」のために必要なコミュニケーション能力

コミュニケーション能力は，チーム医療を実践するに当たって，臨床現場における医師に求められる能力であり，同時に，医師と「連携」し情報共有を行う，医師以外の保健，医療，福祉・介護職といったチーム医療の構成員にも必要な能力である。

チーム医療に携わる多職種の専門職が，うまくコミュニケーションをとるためには，医療以外の組織とは全く異なる医療の，特に病院という組織がもつ特徴を理解しておくことが大切である。

組織とは，ある目的を達成するために調整された協働システムで[10]，「ヒト・モノ・カネ・情報」などの資源が必要であり，また，これらの資源は，相互に影響を及ぼし合っている。そして，「ヒト」は「モノ・カネ・情報」と同等の価値ある資源として「人的資源」と称されている。病院の「ヒト」すなわち人的資源の特徴を理解することが，コミュニケーション能力を発揮する際に必要になる。

（1）多様な有資格専門職により構成される病院

病院では，さまざまな職種の人びとが働いており，また，病院全体における人数の配分も等しいわけではない（表12－1）。さらに，それぞれの職種は法律による国家資格・業務として限定されており，さまざまな専門職種のサービスが総合的に提供されている。医療現場が専門職中心に構成されているのは，患者の状態が多様であり，それに対する対応に専門職の裁量が必要だからである。そして，国家資格を有する専門職は，現在の勤務先をいつ辞めても，ほぼ同じ条件での再就職が可能であり，一般企業に働くサラリーマンなど，他の組織とは異なる特徴をもっている。

さらに，病院組織の大きな特徴として，医師に権限が集中していることもあげられる。ほとんどのサービスが医師の指示に基づいて行われるという，医療行為の「業務独占」という特徴であり，「医師法」に基づいている。そして，医療法人の理事長は原則として医師でなければならないという制限がついている。

表 12 − 1　職種別にみた常勤換算従事者数（単位：人）

平成 29（2017）年 10 月 1 日現在

	病院				一般診療所	歯科診療所
	総数	精神科病院（再掲）	一般病院（再掲）	医育機関（再掲）		
総　　数	2,090,967.5	167,147.3	1,923,820.2	212,837.1	708,306.8	325,046.5
医　師	217,567.4	9,086.1	208,481.3	48,526.4	135,605.7	202.2
常　　勤 [1]	172,192	6,652	165,540	39,810	102,960	74
非 常 勤	45,375.4	2,434.1	42,941.3	8,716.4	32,645.7	128.2
歯科医師	9,825.1	133.1	9,692.0	6,441.7	2,088.2	97,980.7
常　　勤 [1]	7,705	65	7,640	5,027	1,297	84,729
非 常 勤	2,120.1	68.1	2,052.0	1,414.7	791.2	13,251.7
薬剤師	49,782.8	2,936.8	46,846.0	6,363.4	4,297.6	481.6
保健師	5,658.5	114.5	5,544.0	376.8	8,111.2	—
助産師	22,881.7	2.0	22,879.7	3,513.5	7,661.3	—
看護師	805,708.0	55,670.7	750,037.3	91,887.3	138,019.7	741.8
准看護師	113,496.5	26,035.4	87,461.1	275.0	87,909.7	202.0
看護業務補助者	175,234.8	25,758.2	149,476.6	6,320.8	19,152.1	—
理学療法士（PT）	78,439.0	233.8	78,205.2	2,303.0	13,255.8	—
作業療法士（OT）	45,164.9	6,775.7	38,389.2	995.9	2,687.1	—
視能訓練士	4,320.5	12.0	4,308.5	870.7	4,568.6	—
言語聴覚士	15,781.0	59.2	15,721.8	607.5	858.2	—
義肢装具士	61.6	—	61.6	—	43.7	—
歯科衛生士	5,970.9	148.4	5,822.5	1,174.7	1,627.8	111,262.5
常　　勤 [1]	—	—	—	—	—	82,495
非 常 勤	—	—	—	—	—	28,767.5
歯科技工士	661.9	5.3	656.6	321.0	189.1	9,880.5
常　　勤 [1]	—	—	—	—	—	8,968
非 常 勤	—	—	—	—	—	912.5
歯科業務補助者	—	—	—	—	—	70226.2
診療放射線技師	44,755.4	563.6	44,191.8	5,355.1	9,457.7	—
診療エックス線技師	105.5	5.9	99.6		1,103.0	—
臨床検査技師	54,960.2	953.5	54,006.7	7,673.3	11,905.8	—
衛生検査技師	76.5	0.2	76.3	17.4	350.7	—
臨床工学技士	21,184.3	12.2	21,172.1	2,303.5	6,859.1	—
あん摩マッサージ指圧師	1,229.5	16.6	1,212.9	15.8	2,379.0	—
柔道整復師	486.4	2.0	484.4		3,617.5	—
管理栄養士	22,430.0	2,231.4	20,198.6	1,303.0	4,192.9	—
栄養士	4,717.3	836.5	3,880.8	182.0	1,694.6	—
精神保健福祉士	9,822.4	6,892.0	2,930.4	206.4	1,708.3	—
社会福祉士	12,966.6	67.0	12,899.6	542.1	1,323.8	—
介護福祉士	45,197.1	3,124.8	42,072.3	95.4	15,022.0	—
保育士	7,238.8	368.4	6,870.4	186.3	1,359.9	—
その他の技術員	18,916.6	2,365.3	16,551.3	1,909.5	6,972.6	—
医療社会事業従事者	4,774.5	257.4	4,517.1	346.2	1,137.8	—
事務職員	218,004.0	11,618.1	206,385.9	18,853.0	173,292.2	26,931.3
その他の職員	73,547.8	10,861.2	62,686.6	3,870.4	39,854.1	7,137.7

注：1）医師，歯科医師，歯科衛生士および歯科技工士の「常勤」は実人員である。
　　2）病院の従事者数は，従事者数不詳を除く。

出典）厚生労働省：平成 29 年（2017）医療施設（静態・動態）調査・病院報告の概況。

こうした病院組織の特徴を踏まえて，医師に対して良好な診療環境・支援を提供することが，医師と医師，医師とその他の医療者とのチーム医療を進めるうえで重要になる。しかし，医師の独占的地位による組織的な沈滞や活力の喪失などが懸念される。管理者による監督，マニュアルという外的規制による組織マネジメントには限界があることから，組織全体を視野に病院組織の理念・基本方針・目的・ビジョンを共有し，職員の帰属意識を養うといった，効率的で効果的な人的資源管理の戦略が必要になってくる。

（2）コミュニケーション能力とリーダーシップ

　病院組織の理念やビジョンなどを，チーム医療に携わる多職種で共有しようとする際には，コミュニケーション能力と共に，各専門職種のリーダーシップも必要になってくる。ある目的のために集まった人びとが，その目的を達成するまでのプロセスにおいて，意欲的かつ効率的に取り組むことができるよう援助する役割が，リーダーシップとして求められており，リーダーシップの発揮には熟練したコミュニケーション能力が不可欠である。

　リーダーシップには①独裁的リーダーシップ，②協議的リーダーシップ，③参加的リーダーシップ，④民主的リーダーシップ，⑤放任的リーダーシップ，という5種類のスタイルがあり，これらのリーダーシップのスタイルは単一に使われるのではなく，それぞれのリーダーシップの特徴を考慮し，組織内の部門により，プロジェクトの内容や性質により，またメンバーの特徴・性質により使い分けることが効果的に運用するコツであるといわれている[11]。

　病院では，チーム医療に携わる多職種が，自らの意思で自己決定した主体的・自律的な行為により，患者に質の高い医療を提供することが期待できるといわれており，1990年代には，米国で「コーチング」という技法が広まった。「コーチング」は，相手の目標，意欲，能力を引き出すコミュニケーション技術であり，リーダーシップに要求されている技法である[11]。

　安全で質の良い医療をめざすチーム医療を実践するためには，医師をはじめとした多職種の専門的役割や働きを理解すること，さらにチームのメンバーが病院の理念やビジョンを共有し，自律性をもって役割を担うためには，リーダーシップをもった者の援助が必要である。リーダーシップをもった人材は，すなわち病院内での「ヒト」の関係をコントロール（マネジメント）でき，その結果，患者に質の高い医療を提供することが可能になる。

「連携」により 期待できる結果 5

（1）医療安全，事故回避

チーム医療（多職種連携）という考え方は，その歴史的背景でも述べたように，医療安全，医療事故を防ぐことを目的として登場した考え方である。

医療安全のマネジメントにおける対人コミュニケーションの重要性は，多くの研究で示唆されている。チーム作業におけるメンバーのエラーは，他のメンバーが検出しそれを指摘することにより修復され，事故の回避につながるとされる[12]。このようなエラーについては，主に医療組織における事故防止という視点で研究が重ねられている[13]。

サポーティブな対人関係や良好な対人関係は，安全マネジメントにおいて重要な要因となる[14]ことから，指摘や注意，批判というコミュニケーションにより，安全行動を促進するという効果が得られる[15]。

（2）医療の効率化

地域医療連携による「医療の効率化」については，「医療法」において地域医療連携の推進が規定されたのが2014年である。医療費についての「効率化」の検証結果は，まだ発表されていない。その効果に妥当性があり，「医療費の効率化」が実現するかどうかにより，地域医療連携の今後の方向性がより確実になるであろう。

（3）職務満足度と患者満足度

「連携」の実現により予測できる副次的な効果として，チームを構成する多職種の職務満足度が上がることが予想できる。多職種連携および地域医療連携による，患者とその家族にとって質の良い医療を提供することが共通の目的になることから，多職種のコミュニケーションが向上し，職務満足度が上がるという予測である。ここで考えなければならないのは，医療現場で働く多職種の職務満足度は，患者満足度に影響を与えるかどうかという点である。もし，職務満足度と患者満足度の因果関係が確認できれば，病院の多職種のモチベーションが，さらに向上すると考えられる。

海外の研究では，大学病院における内科医師の職務満足度と患者の医療満足度の間に高い相関（患者の治療継続性やその他の医療状況にかかわる指標との有意な関係）があることが報告されている[16]。さらに，日本でも，職務満足度と患者満足度のそれぞれの満足度について，どのような要因が相互に影響を及ぼしているかを重回帰分析で明らかにした研究があり[17]，その結果は，たいへん興味深いものであった。

一般看護婦の満足度においては，患者満足の「入院医療の総合評価」と「看護ケア」の双方に有意に関係していたのは，「プロとしての成長」ならびに「職場の相互関係」

の各職務満足であり、「プロとしての成長」に対する満足度が高いほど、また「職場の相互関係」に対する満足度が低いほど、患者の「入院医療の総合評価」と「看護ケア」に対する満足度が高い傾向にあることが明らかになっている。さらに、一般看護婦の「個人生活（報酬、安定性、時間、ストレス）」に対する職務満足は、患者の「看護ケア」に対する満足と有意に関連していた。

　「職場の相互関係」に対する満足度が低いほど、患者の「入院医療の総合評価」と「看護ケア」に対する満足度が高い傾向にあるという結果は、言い換えると、看護婦間あるいは他職種のスタッフとの「連携」を重視し過ぎると、実際の看護パフォーマンスの低下につながりやすいと考えられる。しかし、「職場の相互関係」すなわち「連携」が悪化すれば、医療事故や医療の質の低下を招くと考えられ、何か別の要因が背景にあるのではないかと考えられる。今後、「連携」により得られる効果を、このような評価方法で確認することも必要であろう。ここで少し紹介したように、「連携」やコミュニケーションの評価を科学的に立証することも可能である。

　　＊1998年の論文であることから、ここでは「看護師」を「看護婦」と表現した。

期待される人材像　6

　社会環境は時代とともに変化する。環境の変化に適った医療政策が行われるが、政策が展開されることにより、病院の「ヒト」の状況がどう変化するのか、「ヒト」のマネジメントでは、職務満足度を評価し、改善のための努力を行うことも必要である。

　今後、医療機関側が欲しがる（雇用の需要が高まる）医療事務職は、医療政策の情勢を的確に把握して歴史的背景を踏まえて今後を見通し、予測できる能力とともに、経営指標の扱いやデータを正しく読むことができるスキルをもち、それとともに具体的な経営戦略の提言・実行が担える人材である。

　例えば、自施設内にある電子カルテ、レセプト、DPCといったさまざまな情報（これを Real World Data：RWD という）を見ていくことで、自施設の位置づけや患者の特徴、さらには医療職の特徴が理解できてくる。医療事務の観点からの問題点や改善点が見えてくるかもしれない。そこから自施設あるいは他施設の医療スタッフに提言、コミュニケーションをとり協調しながら経営戦略や、より良い患者対応に繋げることも可能になる。そこには、自施設、他施設を調整するリーダーシップも必要になるであろう。

　多種多様な専門職が働いている病院の運営を確実なものとするために、日本の医療の歴史的背景や仕組みを俯瞰的な視点で考え、現状を冷静に分析し、今後を見通すことができ、さらに病院の内外における「ヒト」との関係について、改善の努力が行える人材が期待される。

引 用 文 献

1) 堺常雄，高橋淑郎編著（2013）『病院経営のイノベーション』第 1 章　建帛社

2) 福島統（2012）「多くの職種が参加する医療者教育－ Inter-professional Education －」，『日本医科大学医学会雑誌』8（4），pp.255-259

3) Oliver A., Cheyne A. J., Tomas J. M., Cox S.（2002）The Effect of Organizational and Individual Factors on Occupational Accidents, *Journal of Occupational and Organizational Psychology*, 75, pp.473-488

4) 厚生労働省（2020）平成 30 年度国民医療費の概況

5) 厚生労働省『平成 19 年版厚生労働白書』第 1 章「我が国の保健医療をめぐるこれまでの軌跡」

6) 内閣官房（2013）「社会保障制度改革国民会議報告書～確かな社会保障を将来世代に伝えるための道筋～」p.11

7) 厚生労働省（2014）「地域における医療及び介護の総合的な確保を推進するための関係法律の整備等に関する法律案（平成 26 年 2 月 12 日提出）の概要」

8) 池上直己（2004）『医療の政策選択』第 I 章　勁草書房

9) 文部科学省（2017）医学教育モデル・コア・カリキュラム　平成 28 年度改訂版

10) 朴容寛，金壽子（2014）「人的資源管理論の歴史とその評価に関する研究」，『大阪産業大学経営論集』15（2，3），pp.195-204

11) 中村悦子（2005）「看護における人的資源管理，その意義と課題」，『新潟清陵大学紀要』5，pp.333-345

12) Sasou K., Reason J.（1996）Team errors: Definition and taxonomy, *Reliability Engineering and System Safety*, 65, pp.1-9

13) 大坪庸介，島田康弘，森永今日子，三沢良（2003）「医療機関における地位格差とコミュニケーションの問題：質問紙調査による検討」，『実験社会心理学研究』43（1），pp.85-91

14) Iverson R. D., Erwin P. J.（1997）Predicting occupational injury: The role of affectivity, *Journal of Occupational and Organizational Psychology*, 70, pp.113-128

15) 繁桝江里，村上史朗（2008）「安全マネジメントにおけるネガティブ・フィードバックの効用－対人コミュニケーションの観点からのアプローチ－」，『実験社会心理学研究』48（1），pp.52-62

16) Linn L. S., Brook R. H., Clark V. A., Davies A. R., Fink A. Kosecoff J.（1985）Physician and Patient Satisfaction as Factors Related to the organization of Internal Medicine Group Practices, *Medical Care*, 23（10），pp.1171-1178

17) 徳永淳也，萩原明人，今中雄一，信友浩一（1998）「病院医療における職務満足と患者満足との多軸的関係」，『厚生の指標』45（10），pp.18-22

参 考 文 献

• 池上直己（2017）『日本の医療と介護　歴史と構造，そして改革の方向性』日本経済新聞出版社　第 1 章，第 6 章

索　引

〔執筆者および分担〕（執筆順）

藤　井　昌　弘　　株式会社 FMCA 代表取締役
　ふじ　い　まさ　ひろ　　早稲田速記医療福祉専門学校（第 1・2, 8 ～ 11 章）

岸　田　敏　彦　　生駒市立病院（第 3 ～ 7 章）
　きし　だ　とし　ひこ

丹　野　清　美　　国立病院機構 東京医療センター政策医療企画研究部 臨床疫学研究室
　たん　の　きよ　み　　慶應義塾大学大学院健康マネジメント研究科（第 12 章）

新 医療秘書実務シリーズ　2
改訂 病院のマネジメント

2017 年（平成 29 年）11 月 10 日　初版発行～第 4 刷
2021 年（令和 3 年）10 月 15 日　改訂版発行
2024 年（令和 6 年）1 月 15 日　改訂版第 3 刷発行

編　者　医療秘書教育全国協議会
　　　　藤　井　昌　弘
著　者　岸　田　敏　彦
　　　　丹　野　清　美
発行者　筑　紫　和　男
発行所　株式会社 建 帛 社
　　　　　　　　KENPAKUSHA

〒 112-0011　東京都文京区千石 4 丁目 2 番 15 号
　　　　　　　TEL　（03）3944-2611
　　　　　　　FAX　（03）3946-4377
　　　　　　　https://www.kenpakusha.co.jp/